Knaur

Dr. Arthur Agatston

DIE SOUTH BEACH DIÄT

Fett- und Kohlenhydrat-Ampel

- Genial einfach:
- alle Werte
- auf einen Blick

www.knaur.de

Inhalt

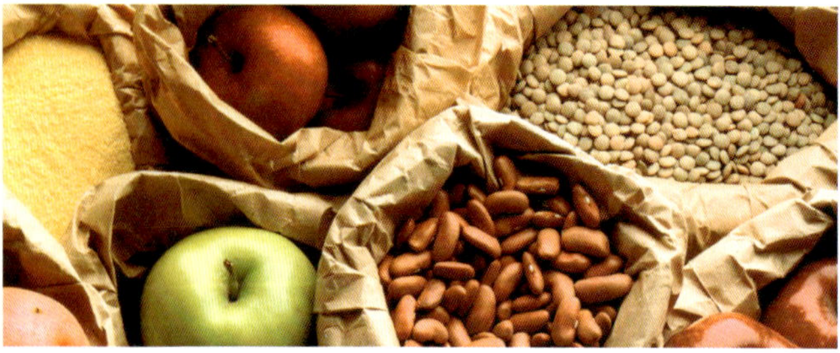

Inhalt

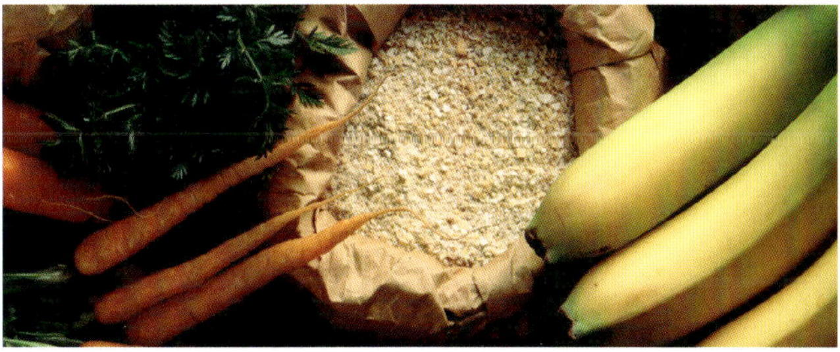

Liebe Leserinnen und Leser,

möchten Sie Ihr Gewicht verringern ohne zu hungern und sich dauerhaft wohl fühlen? Stehen Sie manchmal – trotz der guten Vorsätze – verloren im Supermarkt und fragen sich, welche der Lebensmittel Sie essen dürfen?
Genau hier setzt die South Beach Diät an. Und die dazu passende Fett- und Kohlenhydrat-Ampel informiert genau und zielgerichtet über Lebensmittel. Sie erklärt Ihnen kurz und knapp, worauf es beim Einkauf von Brot, Milch oder Fleisch ankommt. So gelingt es, gute Kohlenhydrate und gute Fette auf einfache Weise zu erkennen: Die Ampelfarben signalisieren, welche Lebensmittel und Speisen für Sie und Ihren Körper günstig sind, und warnen Sie, wo Sie nur begrenzt oder nicht zugreifen sollten. Die Fett- und Kohlenhydrat-Ampel hilft damit die drei Phasen der South Beach Diät erfolgreich zu durchlaufen.

Über die South Beach Diät möchte ich Sie gern auf den nächsten Seiten informieren. An dieser Stelle nutze ich die Gelegenheit, um mich bei meinen deutschsprachigen Leserinnen und Lesern zu bedanken. Sie haben nach einem Leitfaden zu meiner South Beach Diät gefragt, der beim Einkauf in Ihrem Land eine verlässliche Unterstützung anbietet und Ihre Ernährungsgewohnheiten in Deutschland, Österreich oder der Schweiz berücksichtigt. Hier ist er – zusammen mit meinen Empfehlungen für eine stärker mediterran orientierte Küche.

Dass die South Beach Diät nicht nur in den USA, sondern auch in Ihrem Land so populär geworden ist, hängt damit zusammen, dass meine Diät ein ausgewogenes Ernährungsprogramm enthält, um eine dauerhafte Umgewöhnung zu unterstützen. Immer mehr Menschen suchen nach einer solchen Unterstützung. Nach einer Studie des Robert-Koch-Institutes in Berlin sind allein in Deutschland ca. zwei Drittel der männlichen und ca. die Hälfte der weiblichen Bevölkerung übergewichtig. Nur ein kleiner Anteil der stark Übergewichtigen erreicht eine normale Lebenserwartung.
Aus dieser Perspektive heraus gesehen hilft die South Beach Diät nicht nur ein gesundes Körpergewicht zu erreichen, sondern auch etwas für die eigene Lebenszeit zu tun.
Ich wünsche Ihnen, dass Sie mit diesem Buch Ihr Ziel erreichen!

Dr. Arthur Agatston, Miami/Florida

Warum ist die South Beach Diät so erfolgreich?

Herzlich willkommen! Ich freue mich über Ihre Entscheidung, die South Beach Diät auszuprobieren. Damit haben Sie den ersten Schritt getan in eine Zukunft voller Gesundheit und Vitalität.

Die South Beach Diät kann man nicht so einfach in die üblichen Kategorien einordnen. Sie beruht weder einfach auf einer Reduzierung der Zufuhr von Kohlenhydraten noch von Fett, und sie ist auch nicht einfach eine Ernährungsform mit hoher Zufuhr von Eiweiß. Ihre Regeln sind anders: Essen Sie die richtigen Kohlenhydrate und Fette und lernen Sie, wie man Zwischenmahlzeiten strategisch richtig einsetzt. Die South Beach Diät hat deshalb so großen Erfolg, weil Menschen mit ihrer Hilfe abnehmen, ohne starke Gelüste zu empfinden oder das Gefühl zu haben, niemals richtig zufrieden zu sein. Im Grunde genommen kommt nicht einmal das Gefühl auf, eine Diät zu machen. Diese Diät erlaubt Ihnen den Genuss »gesunder« Kohlenhydrate und reduziert nur diejenigen Kohlenhydrate, die dick machen und/oder Diabetes und Herz-Kreislauf-Erkrankungen hervorrufen. Sie dürfen eine große Vielfalt von Nahrungsmitteln zu sich nehmen und dies in einer großen Vielfalt von Zubereitungsarten. So vermeiden Sie Langeweile und Wiederholungen, zwei wichtige Hindernisse für einen langfristigen Diäterfolg. Wenn es nach uns geht, sollte die South Beach Diät mehr werden als eine bloße Diät: eine gesundheitsbewusste Lebensweise. Unser Leitfaden, die Fett- und Kohlenhydrat-Ampel, soll Ihnen helfen, dieses Ziel mit Leichtigkeit zu erreichen. Im Folgenden erfahren Sie alles über die Prinzipien der Diät und die Benutzung dieses Leitfadens, über die richtige Art, Lebensmittel einzukaufen, und über das richtige Essen im Restaurant.

Grundlagen

Günstige und ungünstige Fette

Fett ist ein wichtiger Teil jeder gesunden Ernährung. Wir wissen heute sehr viel darüber, wie gut manche Fette für unsere Gesundheit sind und dass sie sogar das Risiko eines Herzinfarkts oder eines Schlaganfalls reduzieren. Sie helfen unserem Zucker-Stoffwechsel und tragen auf diese Weise dazu bei, langfristig abzunehmen und das reduzierte Gewicht zu halten. Und weil gute Fette unser Essen auch besser schmecken lassen, helfen sie uns, die Reise zu einer gesünderen Lebensweise tatsächlich zu genießen. Aber nicht alle Fette sind gleich – es gibt günstige und ungünstige Fette.

Günstige Fette

»Günstige Fette« sind vor allem die einfach ungesättigten Fettsäuren, die wir in Olivenöl und Rapsöl, in Erdnüssen und anderen Nüssen, in Erdnussbutter und Avocados finden. Einfach ungesättigte Fettsäuren senken unseren Cholesterinspiegel insgesamt und vor allem den Anteil an »bösem« LDL-Cholesterin, das sich zusammenklumpt und an unseren Arterienwänden anlagert. Gleichzeitig erhalten sie den Anteil an »gutem« HDL-Cholesterin, das die Arterienwände freihält und Cholesterin in die Leber transportiert, wo es abgebaut werden kann.
Omega-3-Fettsäuren – die mehrfach ungesättigten Fettsäuren, die wir in bestimmten Seefischen, Rapsöl, Leinöl, Walnüssen, Mandeln und Macadamianüssen finden – zählen ebenfalls zu den günstigen Fetten. Neuere Studien haben gezeigt, dass Bevölkerungsgruppen, die große Mengen an mehrfach ungesättigten Fettsäuren zu sich nehmen – z. B. die Eskimos, die sehr viel Seefisch essen –, weniger Probleme mit Gesundheitsstörungen wie Diabetes oder Herzkrankheiten haben. Erwiesen ist inzwischen, dass Omega-3-Fettsäuren Depressionen, Arthritis und Asthma entgegenwirken und dass sie helfen, Herz-Kreislauf-Erkrankungen vorzubeugen.
In den drei Phasen der South Beach Diät werden Sie sowohl einfach ungesättigte als auch mehrfach ungesättigte Fettsäuren in ausreichender Menge zu sich nehmen.

Ungünstige Fette

»Ungünstige Fette« sind alle so genannten gesättigten Fettsäuren. Sie verstopfen allzu leicht die Arterien

und finden sich vor allem in Butter, fettem dunklen Fleisch und vollfetten Milchprodukten.
»Sehr ungünstige Fette« sind die künstlich produzierten trans-Fette. Sie werden durch einen Prozess der Härtung hergestellt, bei dem aus flüssigem Öl festes Fett wird – was die Haltbarkeit verlängert. Gehärtete Fette sind in zahlreichen Fertiggerichten zu finden, aber auch in Margarine und anderen Brotaufstrichen, in industriell gefertigten Backwaren, Keksen, Kuchen und Kartoffelchips. Trans-Fette wirken sich noch schlimmer aus als gesättigte Fettsäuren: Sie sind schlecht für unsere Blutgefäße, für das Nervensystem und – für die Taille. Gehärtetes Pflanzenöl muss in der Zutatenliste von Lebensmitteln angegeben werden. Trans-Fette insgesamt fallen noch nicht unter die Deklarationspflicht. Deshalb gibt es nach den Prinzipien der South Beach Diät eigentlich nur zwei Wege, den Konsum von gesättigten Fettsäuren und trans-Fetten zu reduzieren:

1. Verlassen Sie sich auf Naturprodukte: Schränken Sie ihren Konsum von Margarine, Fertiggerichten und Fastfood drastisch ein. In diesen Nahrungsmitteln finden sich besonders hohe Anteile von gesättigten Fettsäuren und trans-Fetten.
2. Ändern Sie Ihre Gewohnheiten beim Zubereiten Ihrer Mahlzeiten: Backen, Grillen oder Garen ist besser als Braten. Entfernen Sie die Haut von Hähnchen- und Putenfleisch, bevor Sie es verzehren. Bereiten Sie Ihre Mahlzeiten mit Rapsöl oder Olivenöl zu statt mit Butter, Margarine oder Speck. Wechseln Sie von Vollmilch zu entrahmter oder teilentrahmter Milch.

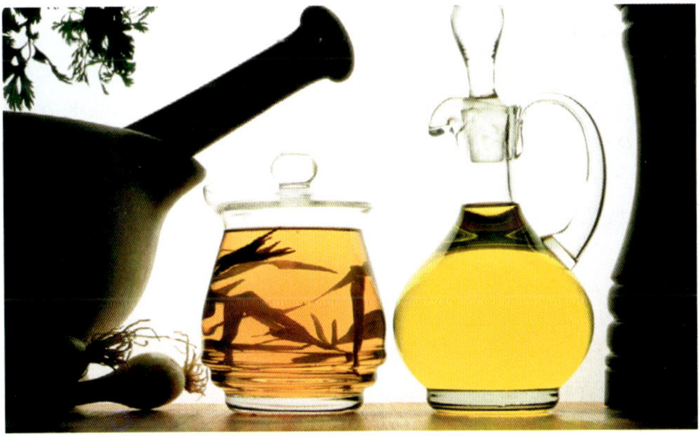

Kaltgepresstes Olivenöl und Rapsöl zählen zu den günstigen Fetten.

Die schwarze Liste der trans-Fette

Vermutlich haben Sie schon einiges über trans-Fette in der Zeitung gelesen. Diese Fette sind besonders gefährlich für Ihre Gesundheit. Bisher müssen sie auf den Zutatenlisten von Nahrungsmitteln nicht angegeben werden. Daher müssen Sie auf einige Indizien und Hinweise achten, um sie zu identifizieren.
Achten Sie auf die Wörter »gehärtet« und »teilweise gehärtet«, wenn es in der Zutatenliste um Fette und Öle geht. Wenn etwas Derartiges an erster, zweiter oder dritter Stelle in der Zutatenliste vorkommt, enthält das Nahrungsmittel große Mengen an trans-Fetten. Hinweise darauf sind Begriffe wie gehärtetes (oder teilweise gehärtetes) Pflanzenöl, gehärtetes Kokosfett, gehärtetes Maiskeimöl, gehärtetes Sojaöl, gehärtetes Palmöl usw.
Auf der folgenden Liste sehen Sie Nahrungsmittel, die bekannt dafür sind, dass sie trans-Fette enthalten. Wenn Sie weiterhin zuverlässig Gewicht verlieren und bei guter Gesundheit bleiben wollen, sollten Sie diese Nahrungsmittel so weit wie möglich meiden. Es gibt jede Menge wohl schmeckende, gesündere Alternativen und viele davon finden Sie auf den Listen in diesem Buch.

Brot und Produkte aus Brot

- Einige Sorten Brot aus Weiß- und Weizenmehl
- Brotbackmischungen, Brot und Brötchen aus Tiefkühlteig
- Knusperkrusten aus Brotkrumen
- Mischungen zum Füllen von Fleischgerichten, Taco shells

Gebäck

Die meisten industriell hergestellten Backwaren, beispielsweise:

- Brötchen, Croissants, Dänische Butterkekse, Doughnuts, Kekse, Kuchen, Muffins, Pies, Pasteten, Quiches, Scones

Desserts

Die meisten industriell hergestellten Desserts, beispielsweise:

- Einige Sorten Glasuren und Dessertsaucen
- Eistorten
- Fertigdesserts a. d. Kühltheke
- Fertiggebäck aus der Kühltheke
- Fettfreie Kuchen
- Kuchen und Backmischungen für Kuchen
- Kuchendekorationen und Schokostreusel
- Pfannkuchenmischungen
- Pudding- u. Dessertcremepulver
- Tarteletts

Fastfood

Die meisten fertigen Tiefkühl- und Fertiggerichte, beispielsweise:

- Apfeltaschen u. Ä.
- Brathähnchen
- Chicken Nuggets, Fischburger
- Frühstücksmuffins
- Pommes frites

Fette und Öle

- Einige Light-Produkte
- Feste Speisefette
- Margarine

Tiefkühlkost

- Einige Fischgerichte mit Sauce
- Einige Hähnchengerichte mit Sauce
- Einige Komplettgerichte
- Einige Sorten Pommes frites
- Fischstäbchen
- Kuchen, Gebäck
- Pfannkuchen
- Pizza und Pizzaböden

Milch und Milchprodukte

- Einige Kaffeeweißer auf pflanzlicher Basis
- Einige Sorten Instant-Kakao
- Einige Sorten von Austauschprodukten für Sahne
- Instant-Cappuccino

Salate und Salatsaucen

- Einige industriell gefertigte Salatsaucen und Salate

Snacks und Dips

- Bombay mix
- Die meisten Snacks mit Jogurt- oder Schokoladenüberzug
- Dip-Mischungen zum Anrühren
- Einige Bohnen-Dips
- Einige Sorten Cracker und Kekse
- Einige Sorten Diät-Riegel
- Einige Sorten Salzstangen und Brezeln
- Erdnussflips
- Kartoffelsticks
- Käsedips und -saucen
- Kroepoek (Krabbenchips)
- Maischips, Kartoffelchips
- Popcorn für die Mikrowelle
- Tortillachips

Suppen und Gewürze

- Einige Sorten Brühwürfel
- Einige Sorten Instant-Nudeln
- Einige Sorten vegetarische Würstchen
- Tütensaucen
- Tütensuppen

Süßigkeiten

Die meisten industriell gefertigten Süßigkeiten, beispielsweise:

- Karamellbonbons
- Müsliriegel
- Süßigkeiten, Nüsse und Rosinen mit Schokoladenüberzug
- Süßigkeiten und Nüsse mit Jogurtüberzug
- Weiche Fruchtbonbons

Günstige und ungünstige Kohlenhydrate

Kohlenhydrate – also Nahrungsmittel, die Einfachzucker (kurze Molekülketten) oder Stärke (lange Molekülketten) enthalten – sind lange Zeit immer wieder für das weit verbreitete Übergewicht und für die Ausbreitung von Diabetes verantwortlich gemacht worden. Das entspricht aber nur teilweise der Wahrheit, denn es gibt günstige und ungünstige Kohlenhydrate.

Günstige Kohlenhydrate

Die günstigen Kohlenhydrate enthalten wichtige Vitamine, Mineralstoffe und andere Nährstoffe, die unabdingbar wichtig für unsere Gesundheit sind und bei der Vorbeugung gegen Herzkrankheiten und sogar Krebsleiden helfen. Günstige Kohlenhydrate sind für den Genuss durch den Menschen geradezu gemacht: Es sind die wenig weiterverarbeiteten Kohlenhydrate, die unserer Gesundheit nützen, seitdem Menschen überhaupt essen. Diese Kohlenhydrate finden sich in ganzen, nicht verarbeiteten, natürlichen Lebensmitteln wie beispielsweise Vollkorn, Reis, Hülsenfrüchten und stärkehaltigem Gemüse. Sie werden wegen ihrer Molekülstruktur auch als komplexe Kohlenhydrate bezeichnet. Und sie sind nicht nur voll gepackt mit Ballaststoffen, Vitaminen und Mineralstoffen, sie werden auch langsamer verdaut – warum das wichtig ist, werden Sie gleich erfahren.

Ungünstige Kohlenhydrate

Die ungünstigen Kohlenhydrate, die in den letzten Jahren immer stärker auf dem Vormarsch sind (vor allem dort, wo man auf Fett verzichten will), haben erschreckend viel zum inzwischen epidemisch auftretenden Übergewicht beigetragen. Ungünstige Kohlenhydrate sind die verarbeiteten Kohlenhydrate, deren Verdauung sozusagen schon in der Lebensmittelfabrik begonnen hat. Dazu gehören Kohlenhydrate in industriell gefertigten Backwaren, Nudeln und Weißbrot.

Verarbeitete Kohlenhydrate bestehen oft aus Weißmehl und enthalten wenig oder gar keine Ballaststoffe. Helles und dunkles Mehl verlieren beim Mahlen zahlreiche Nährstoffe, wenn die Kleie entfernt wird. In manchen Ländern müssen diese Nährstoffe aufgrund gesetzlicher Bestimmungen wieder zugesetzt werden, und zwar in Mengen, die höher sind als die ursprünglichen. Es zeigt sich aber, dass die künstlich zugesetzten Nährstoffe die natürlichen Vitamine nicht ersetzen können. Vollkornmehl, vor allem wenn

es in der Steinmühle gemahlen wird, enthält dagegen alle Nähr- und Ballaststoffe.
Obwohl die günstigen Kohlenhydrate ein so wichtiger Bestandteil jeder gesunden Ernährung sind, ist die typische Ernährung in den westlichen Industriestaaten voll von ungünstigen Kohlenhydraten. Und wenn wir aufgrund dieser Ernährungsform übergewichtig werden, verliert unser Körper die Fähigkeit, Kohlenhydrate überhaupt noch zu verarbeiten. Um das zu verstehen, muss man einiges über die Rolle des Hormons Insulin wissen.

Insulin, Fett und »Schneller Zucker«

Viele Nahrungsmittel, auch natürliche Dinge wie Obst und Gemüse, enthalten natürlichen Zucker in irgendeiner Form. Alle Arten von Kohlenhydraten – sowohl Zucker als auch Stärke – werden während des Verdauungsprozesses in Einfachzucker umgewandelt: in Glukose, die ins Blut übergehen kann. Es gibt jedoch einen wichtigen Unterschied zwischen diesen Zuckerarten: Der Körper verdaut und absorbiert sie unterschiedlich schnell.
Wenn Zucker in irgendeiner Form im Blut auftaucht, produziert die Bauchspeicheldrüse Insulin. Insulin hat die Aufgabe, Zucker aus dem Blut in die Zellen zu transportieren, wo er entweder verbraucht oder für die Zukunft gespeichert wird. Insulin ist sozusagen der »Schlüssel«, der unsere Zellen aufschließt und Zucker hineinlässt.
Wie viel Insulin wir dazu brauchen, hängt von unserer Ernährung ab. Lebensmittel, die schnell verdaut und ins Blut aufgenommen werden, erfordern viel Insulin. Lebensmittel, die langsamer verstoffwechselt werden und langsamer ins Blut aufgenommen werden, brauchen einen langsameren, allmählicheren Zufluss von Insulin.
Kurz gesagt: Je schneller Zucker unser Blut überflutet, desto schneller steigt auch unser Insulinspiegel. Das ist ungünstig sowohl für unser Gewicht als auch für unsere Gesundheit. Und zwar aus folgendem Grund: Wenn Glukose langsam absorbiert wird, ist der Anstieg des Blutzuckers ebenfalls langsam – aber auch das Abfallen, sobald das Insulin seine Arbeit beginnt.
Ein langsamer Abfall des Blutzuckerspiegels bedeutet später weniger Appetit, ja, Hunger. Wenn aber der Blutzuckerspiegel schnell ansteigt, produziert die Bauchspeicheldrüse auch einen entsprechend

hohen Insulinspiegel. Das Ergebnis? Der Blutzucker sinkt so weit ab, dass wir sofort wieder Hunger bekommen. Und leider befriedigen wir gerade diese Art von Hunger häufig durch zu viel Essen, typischerweise durch ungünstige Kohlenhydrate wie Kartoffelchips oder Schokolade, Kuchen oder Kekse. Das führt dann wieder zu einer Gewichtszunahme. Und schlimmer noch: Das Übergewicht, das auf diese Art entsteht, kann zu einer Resistenz gegen Insulin führen, zur Vorstufe eines echten Typ-2-Diabetes.

Wenn der Organismus resistent gegen Insulin wird, ignorieren die Zellen das Signal des Insulins und nehmen keinen Zucker aus dem Blut auf. Folgerichtig produziert die Bauchspeicheldrüse noch größere Mengen an Insulin. Irgendwann erschöpft sich das Organ und gibt seine Funktion auf.

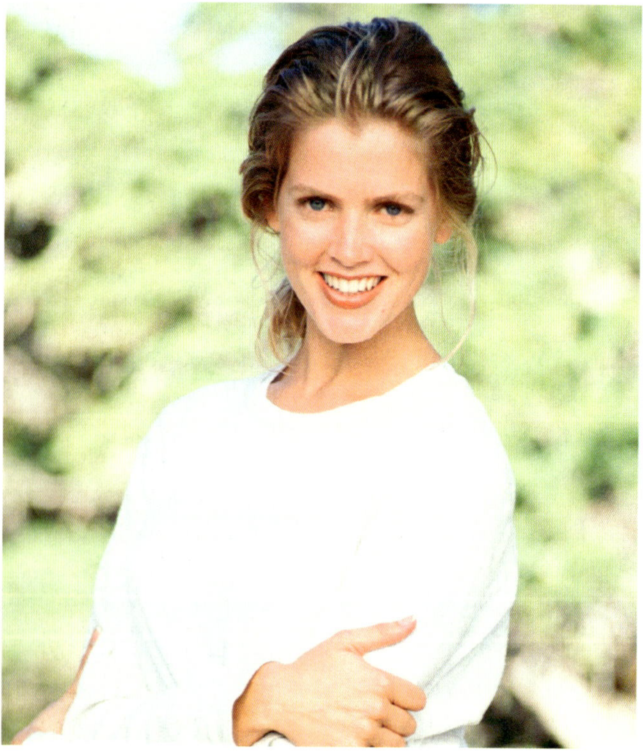

Mehr als nur abnehmen: Die South Beach Diät steigert das Wohlbefinden.

Mehr als nur abnehmen: Die South Beach Diät nützt auch Ihrer Gesundheit

Hat Ihnen der Doktor gesagt, Sie sollen abnehmen, um Herz-Kreislauf-Erkrankungen oder Diabetes zu vermeiden? Dann könnte die South Beach Diät genau das Richtige für Sie sein.

Warum? Weil diese Diät, mit deren Hilfe Millionen von Menschen ihr Übergewicht loswerden können, gar nicht als Diät konzipiert wurde. Ich habe diese Ernährungsform ins Leben gerufen, um meinen Patienten zu helfen, hohe Cholesterinwerte und Blutfettwerte zu senken und so ihr Risiko für Prä-Diabetes zu vermindern.

Zunächst stellte sich lediglich heraus, dass unsere Diät genau hier helfen konnte.

Um Ihnen nur ein Beispiel zu nennen: Einer meiner Patienten, ein Mann Mitte fünfzig, litt unter Bluthochdruck, überhöhten Cholesterinwerten, hohen Triglyceriden und einer Verengung der Herzkranzgefäße. Sein früherer Arzt hatte ihm die üblichen Medikamente verschrieben. Mit der South Beach Diät jedoch verbesserten sich seine Herz-Kreislauf-Werte sehr schnell. Sein Cholesterinspiegel normalisierte sich nach gerade einmal einem Monat. Und nebenbei verlor er 13,5 Kilogramm Körpergewicht.

Die Ergebnisse der Diät sind auch wissenschaftlich untersucht worden. Meine Kollegen und ich haben eine Studie durchgeführt, in der wir die Diät mit der strengen Diät der American Heart Association verglichen haben. Nach dem Zufallsprinzip wurden je 40 übergewichtige Testpersonen ausgewählt, von denen 20 die Diät der Heart Association befolgten, 20 die South Beach Diät. Keine der Testpersonen wusste, welche Diät befolgt wurde.

Nach zwölf Wochen hatten fünf Patienten aus der Gruppe der Heart Association aufgegeben, aber nur einer aus der South Beach Gruppe. Die Patienten der South Beach Gruppe hatten insgesamt eine bessere Taille-Hüfte-Ratio, was auf eine echte Verringerung des Herz-Kreislauf-Risikos hindeutet. Die Triglyceride waren drastisch gesunken, und das Verhältnis zwischen gutem und bösem Cholesterin hatte sich stärker verbessert als in der Gruppe der Heart Association. Die Teilnehmer mit der South Beach Diät verloren durchschnittlich 6,2 Kilogramm Gewicht, die Teilnehmer aus der Gruppe der Heart Association lediglich 3,4 Kilogramm.

Diejenigen unter uns, die einen dicken Bauch vor sich herschieben, während die Arme und Beine relativ dünn geblieben sind, leiden vermutlich bereits unter einer Insulin-Resistenz, einer »Prä-Diabetes«. Das geschieht besonders bei Personen, in deren Familie Diabetes häufig auftritt. Andere Anzeichen dieser Krankheit sind Müdigkeit, Schwäche, Kopfschmerzen, Reizbarkeit, Zittrigkeit und Heißhungerattacken am späteren Vormittag oder Nachmittag. Alle diese Symptome weisen auf einen starken Abfall des Blutzuckerspiegels hin. Der Konsum verarbeiteter Kohlenhydrate hat dieses Krankheitsbild bei der großen Mehrheit der Übergewichtigen erst entstehen lassen.

Wenn Sie die South Beach Diät befolgen, werden Sie nicht nur abnehmen, Sie korrigieren auch die Art und Weise, wie Ihr Körper auf die so genannten Dickmacher reagiert. Die Reaktion des Organismus auf Insulin wird nach und nach normalisiert, sodass die starken Schwankungen des Blutzuckerspiegels nicht mehr auftreten, die Heißhunger auslösen, kaum dass wir eine Mahlzeit beendet haben.

Die drei Phasen der South Beach Diät

Phase 1

Diese Umstellung ihres Stoffwechsels geht in drei Phasen vor sich: Das Ziel der ersten Phase ist, ihre Hungerattacken zu beenden. Das wird erreicht, indem Sie für eine Weile auf jede Art von Stärke verzichten, einschließlich Brot, Kartoffeln und Reis. Sie werden auch jede Art von Zucker meiden, einschließlich Früchten und Alkohol. Sie werden strategisch günstige kleine Zwischenmahlzeiten zu sich nehmen, gesunde Kleinigkeiten wie Nüsse oder mageren Käse, bevor Ihr Blutzucker zu sehr absinkt, vor allem am Vormittag, am Nachmittag und am Abend. Sie nehmen nämlich wesentlich weniger Kalorien zu sich, wenn Sie die Heißhungerattacken vermeiden, als wenn Sie ihnen nachgeben, sobald sie auftreten. In der ersten Phase werden Sie hauptsächlich nährstoffreiches Gemüse und gesunde Salate zu sich nehmen. Sie können während dieser Phase drei bis sechs Kilogramm abnehmen.

Phase 2

In der zweiten Phase werden günstige Kohlenhydrate allmählich wieder in die Ernährung eingebaut, beispielsweise Früchte und Vollkornprodukte. Die Grundregel bei dieser Umstellung lautet: Tun Sie es langsam, allmählich und aufmerksam. Das Ziel dabei ist, wieder mehr Kohlenhydrate zu essen und dabei trotzdem weiter abzunehmen. Wenn Sie einen Apfel und eine Scheibe Brot täglich einbauen und dabei trotzdem weiterhin abnehmen – wunderbar! Wenn Sie einen Apfel, zwei Scheiben Brot und eine Banane täglich einbauen und ihre Gewichtsabnahme stockt, dann sind Sie zu weit gegangen. Gehen Sie einen Schritt zurück und beobachten Sie, was passiert. Sie können auch ein Glas Rot- oder Weißwein zum Essen trinken; tatsächlich verlangsamt Wein zum Essen die Verdauung. In dieser Phase verlieren Sie etwa ein halbes bis ein Kilogramm Gewicht pro Woche. Sie werden lernen, welche Kohlenhydrate Sie genießen können, ohne aber wieder zum Heißhunger zurückzukehren.

Phase 3

Wenn Sie Ihr Wunschgewicht erreicht haben, folgt die dritte Phase. In dieser Phase geht es darum, das erreichte Gewicht zu halten. Es gibt keine strikten Verbote mehr, aber inzwischen haben Sie ja die »Hackordnung« der wichtigsten Gruppen von Nahrungsmitteln kennen gelernt. Sie haben gelernt, Vollkornreis statt geschältem Reis zu verwenden, Süßkartoffeln statt normalen Kartoffeln, Vollkornbrot statt Weißbrot. Auf diese Weise ist die South Beach Diät zu einem Lebensstil geworden. Auf den Listen der folgenden Seiten sehen Sie, welche Nahrungsmittel Sie meiden sollten und welche Sie unbeschwert genießen können.

In den folgenden Abschnitten werden Sie noch ein System kennen lernen, dass Ihnen helfen soll, Nahrungsmittel zu meiden, die ungesunde und fettspeichernde Höhen und Tiefen in ihrem Blutzuckerspiegel hervorrufen, und solche auszuwählen, die Ihren Blutzucker auf einem ausgeglichenen Niveau halten, sodass Sie leichter Gewicht verlieren und weniger Fett ansetzen.

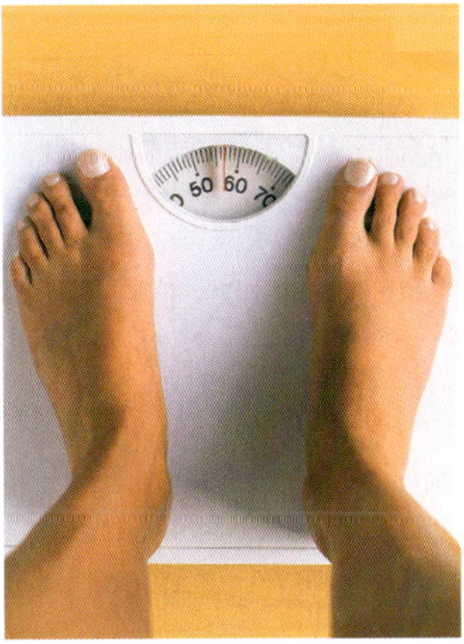

In der ersten Phase können Sie drei bis sechs Kilogramm abnehmen.

Der Glykämische Index (Glyx)

Der Glykämische Index, kurz Glyx genannt, ist ein System, das Nahrungsmittel danach einordnet, wie schnell und wie hoch sie den Blutzuckerspiegel ansteigen lassen. Der Glyx jedes einzelnen Nahrungsmittels wird mit einem Standardnahrungsmittel verglichen, entweder mit einer Scheibe Weißbrot oder mit einer kleinen Menge Glukose, die beide einen Wert von 100 repräsentieren. Je höher der Glyx, desto stärkere Schwankungen des Blutzuckerspiegels ruft das jeweilige Nahrungsmittel hervor. Je niedriger also der Glyx, desto günstiger ist im Allgemeinen das Nahrungsmittel.
Bei Mahlzeiten mit mehreren Zutaten liegt der Glyx etwa beim Durchschnitt der Angaben aller einzelnen Zutaten.

Die drei Stufen des Glyx

Allgemein kann man sich den Glyx in drei Stufen vorstellen: Niedrig ist er, wenn er unter 56 liegt, mittel von 56 bis 69 und hoch bei 70 und darüber. Nahrungsmittel mit einem niedrigen Glyx werden langsamer in Glukose umgewandelt, sodass auch ihr Zucker langsamer ins Blut übergeht. Nahrungsmittel mit einem mittleren oder hohen Glyx werden schneller zu Glukose umgewandelt und geben ihren Zucker schneller ins Blut ab. Auf diese Weise steigt der Insulinspiegel schneller an. In Australien wird auf der Verpackung mancher Nahrungsmittel inzwischen bereits der Glyx angegeben.
Komplexe Kohlenhydrate liegen häufig niedriger auf der Glyx-Skala, weil sie reich an Ballaststoffen sind, die langsamer verdaut werden und so nur einen langsamen Anstieg des Blutzuckers hervorrufen.
Wie ist es aber bei raffinierten, ungünstigen Kohlenhydraten? Es kann kaum überraschen, dass vorverarbeitete Zucker schneller ins Blut übergehen. Auf diese Weise rufen sie einen schnellen Anstieg des Insulinspiegels hervor und entsprechend einen schnellen Abfall des Blutzuckerspiegels.

Der Glyx in der South Beach Diät

Bei der South Beach Diät werden Sie Nahrungsmittel bevorzugen, die einen niedrigen Glyx haben, und Sie werden sie so zubereiten, dass sie langsamer verdaut und vom Organismus aufgenommen werden.
Wenn Sie Phase 1 hinter sich haben, also die strengste Phase der Diät, werden Sie günstige Kohlenhydrate allmählich wieder auf Ihren Speiseplan nehmen, auch solche mit einem etwas höheren Glyx.

Die Entdeckung des Glyx ist ein erstaunlicher Durchbruch in unserem Verständnis der Vorgänge, die durch Kohlenhydrate in unserem Organismus ausgelöst werden. Und Sie brauchen nur einige Grundkenntnisse, um das System erfolgreich anzuwenden. Zunächst hat der Glyx nichts mit der Größe der verzehrten Portion zu tun. Die Lösung ist die Einführung der Glykämischen Belastung, die den Glyx (also die Qualität der Kohlenhydrate) ebenso in Betracht zieht wie die Menge (also die Quantität der Kohlenhydrate) pro Mahlzeit. Dieser Wert zeigt auch die Belastung, also den Stress, unter den die Bauchspeicheldrüse durch den Verzehr der Kohlenhydrate eines bestimmten Nahrungsmittels gesetzt wird.

Für dieses Buch haben wir bei der Beurteilung jedes Nahrungsmittels den Glykämischen Index, die glykämische Belastung und auch noch einige andere Faktoren herangezogen. Unsere Empfehlungen sollen ein Leitfaden sein, keine absoluten Gebote und Verbote. Wir lernen immer noch dazu, und so wird sich manches in späteren Ausgaben des Buches vielleicht noch ändern.

Eine gute Diät entwickelt sich stets weiter, denn die Wissenschaftler stellen uns ständig neue Erkenntnisse zur Verfügung. Wenn Sie dieses Buch lesen, werden Sie feststellen, dass sich unsere Empfehlungen in Bezug auf einige wichtige Nahrungsmittel geändert haben, seit das erste Buch über die South Beach Diät erschienen ist. So erlauben wir jetzt jede beliebige Menge an Tomaten, selbst in Phase 1. Obwohl Tomaten biologisch gesehen Früchte sind, haben sie einen niedrigen Glyx und sind besonders reich an wichtigen Nährstoffen. Inzwischen sind in Phase 2 auch Möhren erlaubt, weil es neue Erkenntnisse über ihren Glyx gibt. Und schließlich – und für viele von Ihnen sicher am wichtigsten – haben sich unsere Empfehlungen in Bezug auf Milchprodukte geändert. Obwohl Milch Zucker in Form von Laktose enthält, zeigen neue Studien, dass Laktose bei der Kontrolle von Körperfett eher hilfreich ist. Vollmilch ist weiterhin nicht erlaubt, weil sie große Mengen gesättigter Fettsäuren enthält, aber Sie können entrahmte Milch und fettfreien Naturjogurt in Phase 1 genießen. Möchten Sie sich über die neuesten Erkenntnisse und Empfehlungen informieren und verstehen Sie gut Englisch? Dann besuchen Sie einfach regelmäßig unsere amerikanische Homepage: www.southbeachdiet.com oder freuen Sie sich auf das Kochbuch zur South Beach Diät – mit vielen köstlichen und leichten Rezepten aus dem Süden Floridas.

Die South Beach Diät: Phase 1

Die folgende Liste enthält alle Nahrungsmittel, die Sie bedenkenlos genießen können, wenn Sie mit der ersten Phase der South Beach Diät starten. Bleiben Sie zunächst bei dieser Liste, damit Sie auf Kurs bleiben und nicht auf Kohlenhydrate hereinfallen, die an Stellen auftauchen können, wo Sie sie am wenigsten erwarten.

Günstige Nahrungsmittel

Aus dem Meer

- Alle Fische und Meeresfrüchte

Rindfleisch

- Mageres Muskelfleisch, z.B. Lende, Filet und Bug (auch als Hackfleisch)

Schweinefleisch, Schinken und Speck

- Kochschinken
- Magerer Frühstücksspeck
- Mageres Schweineschnitzel
- Schweinefilet

Geflügel ohne Haut

- Hähnchenbrust
- Perlhuhn
- Putenbrust
- Taube

Kalbfleisch

- Koteletts ohne Fettrand
- Schnitzel

Wild

- Hase
- Kaninchen
- Reh

Aufschnitt

- Nur magere Sorten

Eier

- So viel Sie mögen, sofern Ihr Arzt nichts anderes empfiehlt

Milchprodukte

- Buttermilch (nicht mehr als 1 Prozent Fett)
- Entrahmte Milch
- Fettarme Sojamilch ohne Zucker (nicht mehr als 5 Gramm Fett pro Portion)
- Fettfreier Naturjogurt

Käse

- Feta
- Fettarmer Cheddar
- Fettarmer Streichkäse

- Grundsätzlich nicht mehr als 6 Gramm Fett pro Portion
- Magerer Hüttenkäse (nicht mehr als 2 Prozent Fett)
- Mozzarella
- Parmesan
- Ricotta
- Soja-Käsecreme

Fette

- Erdnussöl
- Olivenöl
- Rapsöl
- Trans-Fettfreie Ersatzprodukte für Butter
- Walnussöl

Nüsse

- Cashewnüsse (15 St.) oder
- Erdnussbutter (2 TL) oder
- Erdnüsse (20 kleine) oder
- Haselnüsse (15 St.) oder
- Macadamianüsse (8 St.) oder
- Mandeln (15 St.) oder
- Paranüsse (8 St.) oder
- Pecannusshälften (15 St.) oder
- Pinienkerne (30 St.) oder
- Pistazien (30 St.) oder
- Walnusshälften (15 St.)

Tofu

- Alle natürlichen (nicht tiefgekühlten) Sorten

Gemüse und Hülsenfrüchte

- Alfalfa-Sprossen
- Artischocken
- Auberginen
- Avocado
- Blattsalat (alle Sorten)
- Blumenkohl
- Bohnen (frisch oder getrocknet)
- Bohnensprossen
- Brokkoli
- Brunnenkresse
- Gelbe Erbsen
- Gurken
- Erbsenschoten (Kaiserschoten)
- Frühlingszwiebeln
- Kichererbsen
- Kohl
- Linsen
- Paprika
- Pilze
- Rübchen
- Sellerie
- Spargel
- Spinat
- Tomaten
- Wasserkastanien
- Zucchini
- Zwiebeln

Gewürze

- Chilisauce
- Essig
- Extrakte (Mandel, Vanille etc.)
- Gewürze
- Hefewürze
- Ingwer
- Knoblauch
- Kräuter

Gewürze
- Limettensaft
- Pfeffer (alle Sorten)
- Senf
- Sojasauce (hell)
- Worcestersauce
- Zitronensaft

Süßigkeiten
- Süßstoff
- Ungesüßter Kakao
- Zuckerfreie Bonbons
- Zuckerfreie Dauerlutscher
- Zuckerfreie Fruchtgummis
- Zuckerfreier Kaugummi

Diese Nahrungsmittel sollten Sie meiden

Rindfleisch
- Alle fetten Stücke, auch als Hackfleisch

Lammfleisch
- Alle fetten Stücke, z.B. Schulter, Leber

Schweinefleisch
- Schinken mit Honig
- Wurstwaren

Geflügel
- Ente
- Gans
- Hähnchenflügel, -keulen
- Weiterverarbeitete Geflügelprodukte

Käse
- Alle fetten Käsesorten (Rahmstufe, Doppelrahmstufe)

Gemüse
- Kartoffeln
- Mais
- Möhren
- Rote Bete
- Süßkartoffeln (Topinambur)
- Yamswurzeln

Stärkehaltige Nahrungsmittel

In Phase 1 werden alle stärkehaltigen Nahrungsmittel vermieden, so beispielsweise:
- Brot (alle Sorten)
- Frühstücksflocken
- Haferflocken
- Kuchen und Gebäck (alle Sorten)
- Matzen
- Nudeln und Reis (alle Sorten)

Milchprodukte
- Eiscreme
- Jogurt
- Sojamilch mit Zuckerzusatz
- Vollmilch, teilentrahmte Milch

Verschiedenes
- Vermeiden Sie in Phase 1 alle Arten von Alkohol, auch Wein und Bier

Die South Beach Diät: Phase 2

Wie in der ersten Phase, gibt es auch in der zweiten Phase der Diät Empfehlungen, welche Nahrungsmittel Sie zu sich nehmen sollten und welche nicht. Die erste Liste zeigt Ihnen, welche Nahrungsmittel Sie nun allmählich wieder in Ihren Speiseplan aufnehmen sollten. Die zweite Liste zeigt solche Nahrungsmittel, die Sie nur selten zu sich nehmen sollten – wenn Sie sie zu oft essen, beeinflusst das Ihren Blutzuckerspiegel und bringt Ihren Gewichtsverlust aus dem Takt.

Diese Nahrungsmittel sollten Sie allmählich wieder in Ihren Speiseplan aufnehmen

Gemüse und Hülsenfrüchte
- Grüne Erbsen
- Möhren
- Süßkartoffeln

Stärkehaltige Nahrungsmittel
- Frühstückscerealien (hoher Ballaststoffanteil u. wenig Zucker)
- Gerste
- Haferbrot
- Haferflocken
- Kleiebrot
- Knäckebrot
- Mehrkornbrot
- Roggenbrot
- Vollkornbrot
- Vollkornnudeln
- Vollkornpitta
- Vollkorn-, Wildreis

Früchte
- Äpfel
- Aprikosen
- Blaubeeren
- Birnen
- Erdbeeren
- Grapefruit
- Kirschen
- Kiwi
- Mango
- Melonen
- Orangen
- Pfirsiche
- Pflaumen
- Weintrauben
- Zwetschgen

Verschiedenes
- Dunkle Schokolade (achten Sie auf einen hohen Kakaogehalt und genießen Sie sie sparsam)
- Fettfreie, zuckerfreie Desserts
- Wein

Diese Nahrungsmittel sollten Sie meiden

Gemüse
- Kartoffeln
- Mais
- Rote Bete

Stärkehaltige Nahrungsmittel
- Bagels aus Weißmehl
- Brot aus Weißmehl
- Brötchen aus Weißmehl
- Cornflakes
- Geschälter Reis
- Kekse
- Matzen
- Nudeln aus Weißmehl
- Reiswaffeln
- Tortilla

Früchte
- Ananas
- Bananen
- Dosenobst
- Obstsäfte
- Rosinen
- Wassermelonen

Verschiedenes
- Eiscreme
- Honig
- Konfitüre

Wie Sie die Ampel nutzen können

Die South Beach Diät verlangt nicht von Ihnen, dass Sie Kalorien zählen oder Fett abwiegen. Aber ungünstige Kohlenhydrate und Fette haben leider die Angewohnheit, sich überall einzuschleichen, vor allem dann, wenn Sie auswärts essen oder sich unterwegs mit etwas Essbarem versorgen müssen.

Dieser Leitfaden verschafft Ihnen das Wissen, das Sie brauchen, um die richtigen, das heißt, die gesunden Nahrungsmittel für sich auszuwählen. Wenn Sie sich auf die hier niedergelegten Empfehlungen verlassen, befinden Sie sich auf jeden Fall auf dem Weg der South Beach Diät – an jedem Ort, zu jeder Zeit. Auf den folgenden Seiten sind mehr als 1600 Lebensmittel aufgeführt, und zwar nach Gruppen geordnet und innerhalb der Gruppen alphabetisch sortiert.

Jeder Eintrag informiert Sie über den Kohlenhydratgehalt (KH), den Zucker und die Fettmenge des jeweiligen Lebensmittels. In der letzten Spalte finden Sie unsere Empfehlung, ob und wie oft Sie dieses Lebensmittel zu sich nehmen sollten

oder ob Sie es vermeiden sollten. Diese Empfehlung basiert auf vielen Faktoren, nicht zuletzt auf dem Glykämischen Index (Glyx), der glykämischen Belastung, dem Gehalt an Ballaststoffen und Nährstoffen und einigen mehr.
Damit Sie schnell wissen, ob und inwieweit ein Produkt von uns empfohlen wird, haben wir in diesem Buch das Ampelsystem verwendet. Nahrungsmittel mit der Farbe Grün ● – wie zum Beispiel kaltgepresstes Olivenöl – sind günstig. Dagegen sollten Sie Nahrungsmittel mit der Farbe Rot ● nach Möglichkeit meiden. Zwei Farben werden in dem Grenzbereich zwischen Rot und Grün verwendet: Gelb und Orange. Mit Gelb ● wird angezeigt, dass Sie ein Lebensmittel in Maßen genießen sollten, bei Orange ● ist es ratsam, vorsichtiger zu sein und nur sehr begrenzt »zuzugreifen«.
Schließlich wird an einigen wenigen Stellen zusätzlich die Kategorie »**Erlaubt**« verwendet, wo die ausgewiesene Portionsgröße – wie zum Beispiel bei Süßstoffen, Eistee oder Kaffee – irreführend sein könnte.

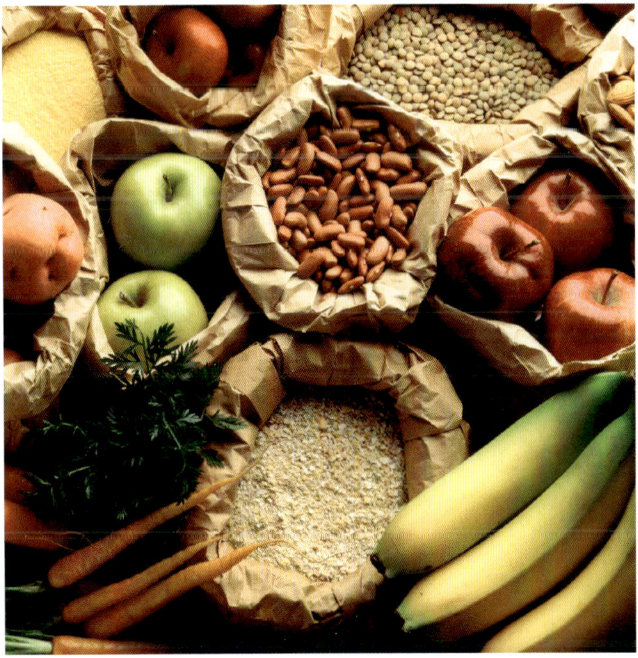

Gesund einkaufen mit der Fett- und Kohlenhydrat-Ampel.

Das Ampelsystem

●○○○ Günstig	○●○○ Sehr begrenzt konsumieren
○○●○ In Maßen geniessen	●○○○ Vermeiden

Unsere Empfehlungen sind Leitlinien, keine harten Regeln, denn schließlich sind Sie ein Individuum und Sie müssen selbst entscheiden. Wie oft Sie ein Nahrungsmittel zu sich nehmen, hängt davon ab, in welcher Phase der Diät Sie sich befinden, wie viel Sie abnehmen wollen, wie ihr Stoffwechsel allgemein reagiert und so weiter. **Vorsicht:** Manche Kategorien sind in der Liste als »Grün« bezeichnet, weil sie gut für den Organismus sind, aber während der ersten Phase der Diät sollten Sie trotzdem das Lebensmittel meiden. Noch zwei Hinweise: Zum einen, achten Sie beim Einkauf darauf, dass manche Lebensmittel vielleicht nicht mit den von uns analysierten übereinstimmen, obwohl es sich um die gleiche **Art** Lebensmittel handelt. Achten Sie vor allem auf Konserven, deren Inhalt mit Maismehl oder anderer Stärke angedickt ist. Achten Sie genauso auf pulverisierte Lebensmittel, die trans-Fette enthalten können, und meiden Sie Zuckerzusätze. Zum anderen, wenn Sie während Phase 2 der Diät günstige Kohlenhydrate in Ihre Ernährung einbauen, gehen Sie behutsam vor, und achten Sie auf die Reaktionen Ihres Körpers.
Die South Beach Diät ist nicht nur eine Art zu essen, sie repräsentiert eine bestimmte Art und Weise, über Ernährung zu denken. Wenn Sie die Prinzipien einmal verstanden haben, werden Sie stets in der Lage sein, die richtige Wahl zu treffen.

Abkürzungen

a. d.	aus der	KH	Kohlenhydrate	Sch	Scheibe
EL	Esslöffel	Kon.	Konserve	s. ge.	selbst gemacht
F.	Fett	max.	maximal	St.	Stück
F. i. Tr.	Fett in der Trockenmasse	m. H.	mit Haut	TK	tiefgekühlt
g	Gramm	m.	mit	TL	Teelöffel
geb.	gebacken	ml	Milliliter	veget.	vegetarisch
gek.	gekocht	o.	ohne	Wü	Würfel
glutenfr.	glutenfrei	pan.	paniert	Z	Zehe

Die Nahrungsmitteltabelle

Bohnen und Hülsenfrüchte

Bohnen und Hülsenfrüchte sind hervorragende Quellen für lösliche Ballaststoffe. Sie sorgen dafür, dass der Magen langsamer entleert wird und dass die Glukose langsamer absorbiert wird. Sie können helfen, den Cholesterinspiegel zu senken und helfen beim Abnehmen. Bohnen sind außerdem eine gute Eiweißquelle, vor allem für Vegetarier. Bohnensprossen, Dicke Bohnen und Grüne Bohnen finden Sie in der Liste für Gemüse.
Soja-Eiweiß, das sich in Sojabohnen und Sojaprodukten findet, kann das »böse« LDL-Cholesterin senken. Wir empfehlen Ihnen, diese gesunden Nahrungsmittel in jeder beliebigen Menge zu sich zu nehmen. Meiden Sie jedoch Dosenware, die Zucker und / oder Salz enthält.

Produktbezeichnung	Portion (Gramm)	KH (Gramm)	Zucker (Gramm)	Fett (Gramm)	Empfehlung
Butterbohnen a. d. Dose, abgetropft	60	8	1	0,5	○○○●
Chili con carne aus der Dose	90	4	2,5	7	●○○○
Chilibohnen aus der Dose	90	15	3	0,5	○○○●
Erbsen aus der Dose	60	8	2	0,5	○○●○
Erbsen, grün, frisch oder TK	60	7	1,5	1	○○●○
Fisolen, frisch	60	1,9	0,4	0,1	○○○●
Gebackene Bohnen in Tomatensauce	90	14	5	0	○○○●
Grüne Bohnen, a. d. Dose, abgetropft	60	1,5	0,1	0,1	○○○●
Kaiserschoten (Zuckerschoten), roh	60	2,5	2	0	○○○●
Kichererbsen a. d. Dose, abgetropft	60	10	0,5	2	○○○●
Kidneybohnen, a. d. Dose o. gekocht	60	11	2	0,5	○○○●
Linsen, braun, grün oder rot, gekocht	60	10	0,5	0,5	○○○●
Mungbohnen, gekocht	60	9	0,5	0,5	○○○●
Sojabohnen aus der Dose	60	3	1	4	○○○●
Sojabohnen, grün, frisch oder TK	60	7	1	4	○○○●
Spalterbsen, gekocht	60	10	Spuren	0,5	○○○●
Wachsbohnen, a. d. Dose, abgetropft	60	2,6	0,5	0,1	○○○●
Weiße Bohnen aus der Dose, gekocht	60	10	1	0,5	○○○●
Zuckererbsen, a. d. Dose, abgetropft	60	5,7	1,1	0,1	○○●○

Brot und Produkte aus Brot

Während der Phase 2 der Diät, wenn Sie Kohlenhydrate wieder in Ihre Ernährung einbauen, sollten Sie Ihren Brotkonsum nicht ausufern lassen, ebenso wenig wie den anderer Stärkeprodukte. Wie alle anderen Getreideprodukte können Sie auch Brot häufig genießen, vorausgesetzt, Sie wählen das richtige. Vollkorn- und Mehrkornbrot sind die beste Wahl.
Achten Sie darauf, tatsächlich 100 Prozent Vollkornprodukte zu bekommen. Eine gute Wahl ist auch Sauerteigbrot und Pumpernickel.
Backwaren aus weißem oder braunem Mehl werden häufig mit Nährstoffen angereichert, weil bei der Verarbeitung wichtige Vitamine und Mineralstoffe verloren gegangen sind. Aber der Versuch, Nährstoffe künstlich wieder zuzusetzen, kann kaum erfolgreich sein. Brot aus fein gemahlenem Mehl hat möglicherweise noch alle Nährstoffe, aber sein Glyx ist unter Umständen genauso hoch wie der von Weißbrot. Achten Sie auf einen hohen Anteil an Ballaststoffen und meiden Sie industriell gefertigtes Brot, das gehärtete Fette enthalten kann.

Produktbezeichnung	Portion (Gramm)	KH (Gramm)	Zucker (Gramm)	Fett (Gramm)	Empfehlung
Bagels einfach	85	49	5,5	1,5	●○○○
Bagels, Mehrkorn	115	45	2	1	●○○○
Baguette, weiß	30	22	1	1	●○○○
Brioche	50	26	1	1	●○○○
Brötchen	45	23	0,7	0,6	●○○○
Brötchen mit Kleie	45	22	0,5	0,7	○○●○
Brötchen mit Ölsamen	45	21	0,7	1,6	●○○○
Brötchen mit Soja	45	22	0,6	1,1	○○●○
Buchweizenbrot	45	21	0,5	0,8	○○●○
Ciabatta	75	39	2.5	3	●○○○
Croutons, einfach	15	11	1	1	●○○○
Fladenbrot (Turkish Pitta)	50	24	1,1	0,7	○●○○
Focaccia	50	22	2	6	●○○○
Früchtebrot (Fruit Bread)	45	24	15,4	5	●○○○
Gerstenbrot	45	20	0,4	0,4	○○●○
Grahambrot	45	10	0,5	0,6	○○●○
Graubrot (Roggen)	45	22	0,4	4	○○●○

Brot und Produkte aus Brot

Produktbezeichnung	Portion (Gramm)	KH (Gramm)	Zucker (Gramm)	Fett (Gramm)	Empfehlung
Graubrot mit Sesam	45	19,3	0,4	1,3	○ ○ ● ○
Hirsebrot	45	21	0,4	0,9	○ ○ ● ○
Holzofenbrot	45	20	1,3	0,4	○ ○ ● ○
Hotdog-Brötchen	90	46	2,5	2,5	○ ● ○ ○
Knäckebrot	10	7	0,2	0,2	○ ○ ● ○
Kommissbrot	40	20	0,3	0,4	○ ○ ● ○
Laugengebäck	50	34	0,3	1,3	● ○ ○ ○
Maisbrot	45	21	0,6	1	○ ○ ● ○
Mehrkornbrot	30	14	1	1	○ ○ ● ○
Mohnhörnchen	50	24	0,5	1,7	● ○ ○ ○
Muffins, Vollkornmehl	65	28	2	1	○ ○ ● ○
Muffins, Weißmehl	65	29	2	1	○ ● ○ ○
Naan (indisches Brot), einfach	75	35	2	6	○ ● ○ ○
Naan, gefüllt	75	33	1	10	● ○ ○ ○
Pitta (Fladenbrot), Vollkorn	75	38	1	2	○ ○ ● ○
Pitta, weiß	90	41	2	1	○ ○ ● ○
Pumpernickel, Vollkorn	50	24	0,5	1,5	○ ○ ● ○
Roggenbrot, hell	30	14	0,5	0,5	○ ○ ● ○
Roggenbrot, Sauerteig	60	31	0,5	2	○ ○ ● ○
Rosinenbrötchen	45	24	3	0,6	● ○ ○ ○
Sonnenblumenbrot	45	12	0,5	2	○ ○ ● ○
Steinofenbrot	45	20	1,5	0,4	● ○ ○ ○
Taco shell	15	9	1	4	● ○ ○ ○
Toastbrot	30	14,5	0,7	1	● ○ ○ ○
Toastbrot, Vollkorn	30	13,8	1,7	1,1	○ ○ ● ○
Tortilla, Maismehl	40	18	1	4	○ ● ○ ○
Tortilla, Weizenmehl	30	16	1	2	○ ○ ● ○
Weißbrot	30	14	1	0,5	● ○ ○ ○
Weizenmischbrot	50	20	0,4	0,6	● ○ ○ ○
Weizenmischbrot, Sauerteig	60	31	0,5	1,5	○ ○ ● ○
Weizenvollkornbrot	30	13	1	1	○ ○ ● ○
Zwieback	50	35	0,1	2,1	○ ● ○ ○
Zwiebelbrot	50	21	0,4	0,4	○ ● ○ ○

Cracker, Knäckebrot, Snacks und Dips

Die meisten Cracker und abgepackten Snacks enthalten trans-Fette und sollten deshalb gemieden werden.

Produktbezeichnung	Portion (Gramm)	KH (Gramm)	Zucker (Gramm)	Fett (Gramm)	Empfehlung
Auberginen-Dip	30	2	1	10	○ ○ ○ ●
Blauschimmelkäse-Dip	30	2	1	15	● ○ ○ ○
Bombay Mix	50	17	1	16	● ○ ○ ○
Früchteriegel	35	24	15	Spuren	● ○ ○ ○
Guacamole (Avocado-Dip)	30	1	0,5	6	○ ○ ○ ●
Hummus	30	4	Spuren	6	○ ○ ○ ●
Kartoffelchips mit Gewürzen	30	16	Spuren	10	● ○ ○ ○
Kartoffelchips, einfach	30	16	Spuren	10	● ○ ○ ○
Kartoffelchips, fettreduziert	30	18	0,5	6	● ○ ○ ○
Kartoffelsticks	30	19	Spuren	5	● ○ ○ ○
Knäckebrot, Roggen	10	7	Spuren	Spuren	○ ○ ○ ●
Knäckebrot, Roggenvollkorn	10	7	Spuren	Spuren	○ ○ ● ○
Kroepoek (Krabbencracker)	15	9	Spuren	5	● ○ ○ ○
Matzecracker	20	6	0	Spuren	● ○ ○ ○
Oliven, grün	30	1,5	Spuren	5	○ ○ ○ ●
Oliven, schwarz	30	2	Spuren	5	○ ○ ○ ●
Pappadams	30	11	0,5	10	● ○ ○ ○
Popcorn aus der Mikrowelle	30	21	2	5	● ○ ○ ○
Popcorn mit 1 TL Butter, a. d. Pfanne	30	19	2	7	● ○ ○ ○
Popcorn mit 1 TL Öl, aus der Pfanne	30	19	2	7	○ ○ ● ○
Popcorn ohne Zusatz, aus der Pfanne	30	21	2	5	○ ○ ● ○
Pringles, gewürzt	50	24	1	18	● ○ ○ ○
Pringles, normal	50	24	0,5	19	● ○ ○ ○
Ritz-Cracker	2 St.	4	Spuren	2	● ○ ○ ○
Salzbrezeln, fettfrei	50	41	1	0,5	● ○ ○ ○
Salzbrezeln, normal	50	40	1	2,5	● ○ ○ ○
Salzstangen	30	22,6	0,3	0,2	● ○ ○ ○
Studentenfutter	30	11	11	8	● ○ ○ ○
Taramasalata	30	2	0,5	14	● ○ ○ ○

Produktbezeichnung	Portion (Gramm)	KH (Gramm)	Zucker (Gramm)	Fett (Gramm)	Empfehlung
Tortillachips	40	24	0,5	9	● ○ ○ ○
Zaziki	30	0,5	0,5	1,5	○ ○ ● ○

Desserts

Während der ersten Phase der South Beach Diät ist der Genuss von Desserts sehr eingeschränkt. Sie können allerdings zuckerfreie Götterspeise, ungesüßten, fettfreien Jogurt oder Quark und Ricotta genießen. Probieren Sie sie mit Süßstoff, ungesüßtem Kakaopulver, Vanilleextrakt oder ein paar Mandeln.

Früchte, vor allem Beeren, sind die idealen Desserts für Phase 2. Mein persönlicher Favorit sind Erdbeeren, die in flüssige dunkle Schokolade getaucht werden. Denken Sie aber daran: Je dunkler die Schokolade, desto niedriger der Zuckergehalt.

Produktbezeichnung	Portion (Gramm)	KH (Gramm)	Zucker (Gramm)	Fett (Gramm)	Empfehlung
Apfelkompott	250	37,4	23	0,7	● ○ ○ ○
Apfelkuchen	90	51	28	13	● ○ ○ ○
Apfelmus	250	38	23,5	0,8	○ ○ ● ○
Aprikosenkompott	250	33	29	0,2	● ○ ○ ○
Bayerische Creme	200	28,4	25	31,5	● ○ ○ ○
Birnenkompott	250	36	21	0,4	● ○ ○ ○
Blaubeerkompott	250	54	40	1,1	● ○ ○ ○
Blaubeerkuchen	90	52	29	13	● ○ ○ ○
Bratapfel	200	34	20	10,8	○ ○ ● ○
Bratapfel mit Vanillesauce	250	32,2	18	4,6	● ○ ○ ○
Brot-und-Butter-Pudding	125	24	14	11	● ○ ○ ○
Brotpudding	100	48	33	9	● ○ ○ ○
Creme caramel	100	21	18	2	● ○ ○ ○
Dampfnudeln	125	38	9	16,6	● ○ ○ ○
Erdbeercreme	200	26,5	20	22	● ○ ○ ○
Götterspeise mit Früchten, fertig	125	27	27	0	● ○ ○ ○

Desserts

Produktbezeichnung	Portion (Gramm)	KH (Gramm)	Zucker (Gramm)	Fett (Gramm)	Empfehlung
Götterspeise, s. ge., zuckerfrei	135	Spuren	Spuren	0	○○○● (grün)
Grießbrei	200	24	14	4	●○○○ (rot)
Haselnusscreme-Dessert	150	20,5	22	30	●○○○ (rot)
Karamellcreme	150	28	20,6	4,4	●○○○ (rot)
Kirschgrütze	150	28,4	22,7	0,3	●○○○ (rot)
Kirschkompott	250	47,4	27	0,6	●○○○ (rot)
Maronencreme, süß	20	12,3	9,3	0,2	●○○○ (rot)
Milchreis, fertig, aus Magermilch	200	28	14	2	●○○○ (rot)
Milchreis, fertig, aus Vollmilch	200	32	17	3	●○○○ (rot)
Mokkacreme	150	29,2	18	16,3	●○○○ (rot)
Mousse au chocolat	150	35	30	22,4	●○○○ (rot)
Mousse au chocolat, s. ge.	60	12	10	4	●○○○ (rot)
Nougatcreme	20	14,8	14,7	1,9	●○○○ (rot)
Nusspudding	250	60	50	63	●○○○ (rot)
Obstsalat, frisch	100	15	14	Spuren	○○●○ (gelb)
Orangencreme	150	30	24	3,0	●○○○ (rot)
Pfirsichkompott	250	31	29,5	0,2	●○○○ (rot)
Pflaumenmus	25	12	9,4	0,1	○○●○ (gelb)
Preiselbeerkompott	250	71	65,9	0,7	●○○○ (rot)
Quarkklöße	150	43	22	13	●○○○ (rot)
Quittenkompott	250	21	15	0,8	●○○○ (rot)
Rote Grütze aus Fruchtsaft	250	61,7	48	0,2	●○○○ (rot)
Salzburger Nockerln	200	35,1	24,3	22,7	●○○○ (rot)
Sauerkirschkompott	250	42,4	23	0,9	●○○○ (rot)
Schaumdessert, Pulver	5	4	4,6	0	●○○○ (rot)
Schokoladensauce	60	7,4	3	1,3	●○○○ (rot)
Schwarzwaldbecher mit Quark	300	51	43	9	●○○○ (rot)
Süßkirschkompott	250	47,4	22	0,6	●○○○ (rot)
Vanillecreme	200	41,9	23	8,9	●○○○ (rot)
Vanillepudding	250	52,6	27	8	●○○○ (rot)
Vanillesauce	60	7,4	6,8	2,3	●○○○ (rot)
Zitronencreme	150	63	45	10	●○○○ (rot)
Zitronenmousse, light	100	17	16	2	●○○○ (rot)

Eier, Eiergerichte und Ersatzprodukte

Die gute Nachricht zuerst: Eier sind O.K. Sie enthalten reichlich Eiweiß und das Eigelb ist eine gute Vitamin-E-Quelle.
Es ist tatsächlich nicht zu leugnen, dass Eier viel Cholesterin enthalten, aber sie haben nur wenig gesättigte Fettsäuren. Eier erhöhen den Cholesterinspiegel zwar minimal, erhöhen aber auch das »gute« HDL. Wenn Sie sich ein Omelett zum Frühstück gönnen, können Sie auf diese Weise auch gesundes Gemüse zum Frühstück zu sich nehmen. Hart gekochte Eier sind eine schnelle, bequeme Mahlzeit.

Produktbezeichnung	Portion	KH (Gramm)	Zucker (Gramm)	Fett (Gramm)	Empfehlung
Eipulver	30 g	2	1	12	○ ○ ○ 🟢
Eiweißpulver	30 g	2	1	0	○ ○ ○ 🟢
Entenei	1 St.	1	Spuren	10	🔴 ○ ○ ○
Hühnerei L	1 St.	Spuren	Spuren	7	○ ○ ○ 🟢
Hühnerei M	1 St.	Spuren	Spuren	6	○ ○ ○ 🟢
Hühnerei mit Omega-3-Fettsäure	1 St.	Spuren	Spuren	6	○ ○ ○ 🟢
Hühnerei S	1 St.	Spuren	Spuren	5	○ ○ ○ 🟢
Hühnerei XL	1 St.	Spuren	Spuren	8	○ ○ ○ 🟢
Hühnerei, gekocht	1 St.	Spuren	Spuren	6	○ ○ ○ 🟢
Hühnerei, nur Eigelb	1 St.	Spuren	Spuren	8	○ ○ ○ 🟢
Hühnerei, nur Eiweiß	1 St.	Spuren	Spuren	Spuren	○ ○ ○ 🟢
Hühnerei, pochiert	1 St.	Spuren	Spuren	7	○ ○ ○ 🟢
Omelett, 2 Eier mit 2 TL Butter	1 Portion	Spuren	Spuren	20	○ ○ 🟡 ○
Omelett, 2 Eier, mit 1 TL Margarine	1 Portion	Spuren	Spuren	10	○ ○ ○ 🟢
Omelett mit 30 g Käse	1 Portion	Spuren	Spuren	22	○ ○ 🟡 ○
Omelett m. je 30 g Käse u. Schinken	1 Portion	Spuren	Spuren	23	○ ○ 🟡 ○
Rührei, 1 Ei m. 1 TL Magermilch	1 Portion	0,5	0,5	7	○ ○ ○ 🟢
Rührei, 1 Ei m. 1 TL Milch u. 1 TL Fett	1 Portion	0,5	0,5	12	○ ○ 🟡 ○
Rührei, 2 Eier m. 2 TL Magermilch	1 Portion	1	1	14	○ ○ ○ 🟢
Rührei, 2 Eier m. je 2 TL Milch u. Fett	1 Portion	1	1	19	○ ○ 🟡 ○
Spiegelei mit 1 TL Butter	1 St.	Spuren	Spuren	10	○ ○ 🟡 ○
Spiegelei m. 1 TL Margarine	1 Portion	Spuren	Spuren	10	○ ○ ○ 🟢
Wachtelei	3 St.	Spuren	Spuren	4	○ ○ ○ 🟢

Eiscreme und gefrorene Desserts

Eiscreme ist in der South Beach Diät nicht vorgesehen. Aber natürlich können Sie gelegentlich, sehr selten einmal, eine kleine Menge genießen, wenn Sie sich ein bisschen verwöhnen wollen. Suchen Sie nach Sorten mit wenig Fett, also in erster Linie Fruchteis oder gefrorenen Jogurt. Allerdings enthalten auch diese Sorten sehr viel Zucker. Vielleicht finden Sie zuckerfreie Wassereissorten, die Ihnen zusagen.

Produktbezeichnung	Portion (Gramm)	KH (Gramm)	Zucker (Gramm)	Fett (Gramm)	Empfehlung
Eis mit Sahne	100	11	8	9,3	●○○○
Eis mit Sahne und Früchten	150	18	14	12	●○○○
Eisbaisertorte	250	87	80	24	●○○○
Eisbecher Birne Helene	250	46	45	28	●○○○
Eisbecher Pfirsich Melba	250	73	61	15	●○○○
Eiskaffee	250	16,6	9	55	●○○○
Eiskonfekt	12	7	6,8	4	●○○○
Erdbeereis	100	20	14	2	○●○○
Fruchteis	75	21	19,5	1	○●○○
Himbeereis	100	11	11	3,5	○●○○
Kunstspeiseeis	75	11,2	11,2	0	●○○○
Milchspeiseeis	75	10	7,4	1,8	○●○○
Mövenpick Ahorn Walnuss	100	14	14	9	●○○○
Mövenp. Schwarzwälder Kirsch, Tüte	95	33	33	11	●○○○
Orangensorbet	75	24	30	0	●○○○
Schokoladeneis	100	22	17	10	●○○○
Schöller Big Sandwich	70	20	20	0	●○○○
Schöller Caretta Orange	55	13	13	10	●○○○
Schöller Nucki Erdbeer	70	20	20	6	●○○○
Schöller Nucki Nuss	70	25	25	15	●○○○
Softeis	75	19	16	1,6	●○○○
Vanilleeis (Milch)	100	13	23	2,4	○●○○
Vanilleeis mit heißen Himbeeren	100	13,7	9,5	5,6	●○○○
Zitroneneis	100	31	30	0,1	○●○○
Zitronensorbet	75	24	31	0,1	○●○○

Fastfood

Die meisten Fastfood-Gerichte fallen in die »rote« Kategorie. Sie triefen förmlich vor gesättigten Fettsäuren, trans-Fetten und leeren Kohlenhydraten, und selbst die Varianten mit Fisch, Geflügel oder Gemüse sind mit einer fetten Panade umhüllt. Aber man kann auch in Fastfood-Restaurants klug essen: Wählen Sie gegrillte Gerichte statt gebratener oder tiefgekühlter Kost, und wenn Sie sich einen Burger gönnen wollen, verzichten Sie auf das ganze Drumherum aus Käse und Saucen. Bitten Sie um ein bisschen Extrasalat oder Tomaten, oder versorgen Sie sich am Salatbuffet. Wenn Sie für Pizza schwärmen, finden Sie die Angaben dazu in einer eigenen Tabelle.
Wenn Sie sich für ein Sandwich entscheiden, suchen Sie eines mit Vollkornbrot aus – und seien Sie vorsichtig mit der Mayonnaise.

Produktbezeichnung	Portion (Gramm)	KH (Gramm)	Zucker (Gramm)	Fett (Gramm)	Empfehlung
Bic Mäc	ca. 212	42	1,2	26	●○○○
Bockwurst mit Senf	180	1	0,3	47,3	●○○○
Bratwurst	100	0,3	0,7	28	●○○○
Cheeseburger m. Beilagen i. Brötch.	125	32	8	14	●○○○
Chicken Fajita Wrap	170	40	4	12	●○○○
Chicken Nuggets, 6 St.	100	11	Spuren	15	●○○○
Chicken Wings, chinesisch	165	7	6	27	●○○○
Chicken Wings, scharf	165	7	5	27	●○○○
Chickenburger	1 St.	43	7	21	●○○○
Currywurst mit Ketschup	100	3	0,2	23	●○○○
Döner Kebab	350	84	1,6	17	●○○○
Fischsandwich, pan., m. Sc. Tartare	1 St.	42	5	25	●○○○
Frikadelle mit Brötchen	150	25	0,1	7	●○○○
Gemüseburger im Brötchen	115	50	10	18	●○○○
Hähnchenbrust, knusprig gebraten	100	15	1	13	●○○○
Hamburger, ¼-Pfünder, im Brötchen	1 St.	34	8	24	●○○○
Hotdog im Brötchen	1 St.	36	2	14	●○○○
Kartoffel, m. Schale, m. Sauerrahm	170	51	3	6	●○○○
Kartoffel, m. Schale, Thunfisch/Mais	285	51	3	Spuren	●○○○
Kartoffel, m. Schale ohne Beilagen	170	50	2	Spuren	●○○○

Produktbezeichnung	Portion (Gramm)	KH (Gramm)	Zucker (Gramm)	Fett (Gramm)	Empfehlung
Nachos mit Käse	145	72	2	35	● ○ ○ ○
Pommes frites m. Mayonnaise	150	18,7	0,6	21	● ○ ○ ○
Pommes frites m. Ketschup	150	22,9	0,8	5,7	● ○ ○ ○
Sandwich m. Ei und Mayonnaise	170	48	4	25	● ○ ○ ○
Sandwich m. Hühnchen gegr. m. Salat	125	32	5	10	○ ● ○ ○
Sandwich m. Käse und Gürkchen	170	48	7	25	● ○ ○ ○
Sandwich m. Krabben u. Mayonnaise	150	43	4	19	● ○ ○ ○
Sandwich m. Roastbeef u. Meerrettich	200	48	4	25	● ○ ○ ○
Sandwich m. Thunfisch und Gurke	170	41	4	20	● ○ ○ ○
Sandwich m. Tomate u. Mozzarella	170	24	0,8	15,5	● ○ ○ ○
Schaschlik m. Pommes u. Ketschup	150	1,6	0,7	25	● ○ ○ ○
Schaschlik mit Sauce	250	5,8	2,9	40	● ○ ○ ○
Tandoori Chicken-Filet	100	2	1	11	● ○ ○ ○
Toast Hawaii	120	18	3	17	● ○ ○ ○
Toast mit Spargel, Schinken u. Käse	160	16	2	20	● ○ ○ ○
Tortilla-Wrap mit Gemüse	200	41	4	20	● ○ ○ ○

Fette und Öle

Bei all der schlechten Presse, die Fett in den letzten Jahrzehnten bekommen hat, ist es kein Wunder, dass viele Menschen glauben, eine Einschränkung des Fettkonsums führe bereits zu einer gesunden Ernährung. Das ist ein großer Fehler. Es ist tatsächlich wichtig, gesättigte Fettsäuren (z. B. aus Fleisch und Milchprodukten) und trans-Fette (also künstlich gehärtete Fette) so weit wie möglich zu meiden. Aber auf der anderen Seite gibt es Öle – z. B. Olivenöl und Omega-3-Fischöle –, die sowohl für unsere Blutgefäße als auch für unsere Taille gut sind. Nüsse sind ebenfalls großartige Quellen für günstige Fette, und man weiß heute, dass sie helfen können, Herzinfarkte und Schlaganfälle zu verhindern.

Überhaupt keinen Vorteil haben Sie von fettarmen Salatsaucen, in denen die gesunden Öle durch Zucker und Stärke ersetzt werden. Neben den gesunden Ölen hilft auch der Essig in schlichten Dressings aus Essig und Öl, die Verdauung zu verlangsamen, was wiederum dafür sorgt, dass der Glyx der gesamten Mahlzeit sinkt.

Produktbezeichnung	Portion (Gramm)	KH (Gramm)	Zucker (Gramm)	Fett (Gramm)	Empfehlung
Avocadoöl, 1 EL	15	0	0	11	○○○●
Backspray, Sprühstoß	2–3 Sek.	0	0	0,5	○○○●
Brotaufstrich 24 % Fett, 1 EL	15	0,4	0	1,5	○●○○
Butter, halbfett (40 %), 1 TL	5	Spuren	Spuren	2	○●○○
Butter, normal, 1 TL	5	Spuren	Spuren	4	●○○○
Butterschmalz, 1 TL	15	Spuren	Spuren	11	●○○○
Diät-Pflanzencreme becel, 1 TL	5	0	0	11,1	●○○○
Diätmargarine becel, 1 TL	5	0	0	9	●○○○
Distelöl, 1 EL	15	0	0	11	○○●○
Entenschmalz, 1 EL	15	0	0	15	●○○○
Erdnussöl, 1 EL	15	0	0	11	○○○●
Gänseschmalz, 1 EL	15	0	0	15	●○○○
Ghee (geklärte Butter), 1 EL	15	Spuren	Spuren	11	○●○○
Knoblauchbutter, 1 EL	15	Spuren	Spuren	9	○●○○
Kokoscreme	30	2	2	21	●○○○
Kokosmilch, ungesüßt	100 ml	3	3	20	○○●○
Kokosraspel, ungesüßt, 1 EL	30	2	2	18	○○●○
Kürbiskernöl, 1 EL	15	0	0	14,9	○○○●
Lätta Halbfettmargarine, 1 TL	5	9	0	5,9	●○○○
Leinöl, 1 EL	15	0	0	14,9	○○○●
Maiskeimöl, 1 EL	15	0	0	11	○○●○
Mandelöl, 1 EL	15	0	0	12	○●○○
Marg., cholesterinsenk., 32 % F., 1 TL	5	Spuren	Spuren	1,5	○●○○
Marg., cholesterinsenk., 63 % F., 1 TL	5	Spuren	Spuren	3	○●○○
Margarine, fettreduziert, 1 TL	5	Spuren	Spuren	3	○●○○
Margarine, normal, 1 TL	5	Spuren	Spuren	4	●○○○
Milky Way Brotaufstrich, 1 El	15	11,3	11,2	7	●○○○
Nutella, 1 EL	15	14,8	14,7	7,5	●○○○
Olivenöl, 1 EL	15	0	0	11	○○○●
Olivenöl-Margarine, fettreduz., 1 TL	5	Spuren	Spuren	2	○●○○
Olivenöl-Margarine, normal, 1 EL	5	Spuren	Spuren	3	○●○○
Palmöl	15	0	0	11	●○○○
Pflanzenfett	30	0	0	30	●○○○

Produktbezeichnung	Portion (Gramm)	KH (Gramm)	Zucker (Gramm)	Fett (Gramm)	Empfehlung
Pflanzenöl, 1 EL	15	0	0	11	○ ○ ● ○
Plattenfett	30	Spuren	Spuren	24	● ○ ○ ○
Rapsöl, 1 EL	15	0	0	11	○ ○ ○ ●
Rindertalg	30	Spuren	Spuren	30	● ○ ○ ○
Sesamöl, 1 EL	15	0	0	11	○ ○ ● ○
Sojaöl, 1 EL	15	0	0	11	○ ○ ● ○
Sonnenblumen-Marg., fettreduz., 1 TL	5	Spuren	Spuren	2	○ ● ○ ○
Sonnenblumen-Marg., normal, 1 TL	5	Spuren	Spuren	4	○ ● ○ ○
Sonnenblumenöl, 1 EL	15	0	0	11	○ ○ ● ○
Speck, fett	30	0	0	30	● ○ ○ ○
Trans-fettfreie Marg., normal, 1 TL	5	Spuren	Spuren	3	○ ○ ○ ●
Traubenkernöl, 1 EL	15	0	0	11	○ ○ ● ○
Walnussöl, 1 EL	15	0	0	11	○ ○ ○ ●

Fisch und Meeresfrüchte

Alle Fischarten haben nur niedrige Anteile an gesättigten Fettsäuren und viele enthalten ein günstiges Fett namens Omega-3. Dieses Fett scheint in vielerlei Hinsicht der Gesundheit zu nutzen: Es beugt Herzinfarkt und Schlaganfall vor und es gibt Hinweise darauf, dass es sogar gegen Depressionen, Arthritis, Asthma und trockene Haut hilft. Und es kann beim Abnehmen helfen.

Meeresfrüchte, beispielsweise Krabben, wurden vor nicht allzu langer Zeit wegen ihres Cholesteringehalts verdammt. Viele gesundheitsbewusste Menschen haben sie deshalb von ihrem Speisezettel gestrichen. Es hat sich aber inzwischen gezeigt, dass das falsch ist. Bei der South Beach Diät können Sie so viel und so oft Meeresfrüchte genießen, wie Sie wollen.

Für die vorliegende deutschsprachige Ausgabe des Einkaufsführers wurden die Angaben der Fischarten zusätzlich um diejenigen erweitert, die bei Ihnen häufiger vorkommen.

Allerdings sollten Sie bedenken, dass der Quecksilbergehalt der meisten Seefische zunehmend Sorgen bereitet. Aus diesem Grund sollten Sie Dosen-Thunfisch und -Schwertfisch sowie andere Konservenprodukte nur in eingeschränktem Maße zu sich nehmen.

Produktbezeichnung	Portion (Gramm)	KH (Gramm)	Zucker (Gramm)	Fett (Gramm)	Empfehlung
Aal, gekocht in Dill	200	10	0,1	34,6	●○○○
Aal, geräuchert	75	0	0	19,2	●○○○
Aal, grün in Kräutersauce	250	10	0,1	43,3	●○○○
Austern, 6 St.	90	Spuren	Spuren	3	○○○●
Barramundi	100	0	0	1	○○○●
Barsch	100	0	0	2	○○○●
Bass, See	100	0	0	1	○○○●
Bismarckhering, Konserve	65	2	1	8	○○●○
Brathering, Konserve	150	9	0,2	42	●○○○
Bream, See	100	0	0	1	○○○●
Bückling	125	0	0	19,7	●○○○
Calamari	150	23	3	15	●○○○
Dorschfilet	100	0	0	1	○○○●
Dorschrogen	50	3	0	4	○○○●
Fisch, paniert TK	150	20	0,6	25,8	●○○○
Fischfilet in Knusperhülle	125	15	Spuren	19	●○○○
Fischfilet Müllerin	230	10	0,3	22	●○○○
Fischfilet, paniert	200	21	1,3	15,6	●○○○
Fischfrikadelle	100	17	Spuren	13	●○○○
Fischstäbchen, im Ofen gebacken	100	17	Spuren	9	●○○○
Fischstäbchen, normal	100	16	2	12	●○○○
Fish and Chips	250	47	2	35	●○○○
Flunder, gebraten	250	3	0,5	19	●○○○
Flunder, gegart	180	0	0	2,8	○○○●
Flunder, geräuchert	75	0	0	2,6	○○○●
Flusskrebs, gegart	100	1,3	0	1,1	○○○●
Flusskrebs, Konserve in Öl	60	0,7	0,7	6	○○●○
Forelle blau	200	0,2	0,1	6,8	○○○●
Forelle Müllerin	200	8	0,1	17	●○○○
Forelle, gegart	180	0	0	3,4	○○○●
Forelle, geräuchert	75	0	0	2,7	○○○●
Forelle, paniert	200	19	0,8	17,1	●○○○
Forelle, Regenbogenforelle	100	0	0	5	○○○●

Fisch und Meeresfrüchte

Produktbezeichnung	Portion (Gramm)	KH (Gramm)	Zucker (Gramm)	Fett (Gramm)	Empfehlung
Flunder, paniert	200	19	0,9	20,7	● ○ ○ ○
Forelle, See	100	0	0	5	○ ○ ○ ●
Garnele	100	1	0	1,7	○ ○ ○ ●
Haddock, Filet	100	0	0	1	○ ○ ○ ●
Haddock, geräuchert	100	0	0	1	○ ○ ○ ●
Hake, Steak	100	0	0	1	○ ○ ○ ●
Hecht, gegart	180	0	0	0,9	○ ○ ○ ●
Hechtfilet, gegart	150	10	0	1,1	○ ○ ○ ●
Hechtfilet, paniert	200	19	0,8	12	● ○ ○ ○
Heilbutt	100	0	0	2	○ ○ ○ ●
Heilbutt, gegart	180	0	0	3	○ ○ ○ ●
Heilbutt, gegrillt	200	2	0,5	20	● ○ ○ ○
Heilbutt, geräuchert	75	0	0	1,4	○ ○ ○ ●
Heilbuttfilet	150	0	0	3	○ ○ ○ ●
Heilbuttfilet, gegart	150	0	0	3	○ ○ ○ ●
Hering grün, gegrillt	200	0	Spuren	40	● ○ ○ ○
Hering in Tomatensauce, Dose	100	1	1	8	○ ○ ○ ●
Hering, Konserve	65	0	0	1,0	● ○ ○ ○
Hering, eingelegt	100	7	1	18	● ○ ○ ○
Hering, Filet	100	0	0	13	● ○ ○ ○
Hering, geräuchert	75	0	0	12	○ ○ ○ ●
Hering, Konserve in Öl	60	0	0	9,4	○ ○ ● ○
Heringsfilet in Tomatensauce	90	2	1	12	○ ○ ○ ●
Heringsfilet Matjesart	90	0	0	14	○ ○ ○ ●
Heringsfilet mit Remouladensauce	230	8	1	35	● ○ ○ ○
Heringsfilet, gegart	150	0	0	26,1	○ ○ ○ ●
Heringsrogen	100	Spuren	Spuren	4	○ ○ ○ ●
Hoki, Filet	100	0	0	1	○ ○ ○ ●
Hummerfleisch	100	Spuren	Spuren	2	○ ○ ○ ●
Jacobsmuschel	100	6	0	1	○ ○ ○ ●
John Dory	100	0	0	1	○ ○ ○ ●
Kabeljau	100	0	0	2	○ ○ ○ ●
Kabeljau, gegart	180	0	0	1	○ ○ ○ ●

Produktbezeichnung	Portion (Gramm)	KH (Gramm)	Zucker (Gramm)	Fett (Gramm)	Empfehlung
Kabeljau, gekocht	200	0,5	0,2	1,5	○ ○ ○ ●
Kabeljau, paniert	200	19	0,8	14	● ○ ○ ○
Kabeljaufilet	150	0	0	1	○ ○ ○ ●
Kabeljaufilet, gegart	150	0	0	1,2	○ ○ ○ ●
Karpfen blau	200	0,2	0,1	9	○ ○ ○ ●
Karpfen, paniert	200	20	0,6	18	● ○ ○ ○
Karpfenfilet, gegart	150	0	0	7,2	○ ○ ○ ●
Katfisch, gegart	180	0	0	2	○ ○ ○ ●
Katfischfilet	150	0	0	2,9	○ ○ ○ ●
Katfischfilet, gegart	150	0	0	4	○ ○ ○ ●
Kaviar, echt	5	0,2	0	0,8	○ ○ ○ ●
Kingklip	100	0	0	1	○ ○ ○ ●
Kipper, Filet	100	0	0	18	○ ○ ○ ●
Kipper, ganz	170	0	0	30	○ ○ ○ ●
Krabben	100	0,7	0	1,4	○ ○ ○ ●
Krabben, Konserve	65	0,4	0	0,7	○ ○ ○ ●
Krabben, Dose	100	Spuren	Spuren	0,5	○ ○ ○ ●
Krabben, frisch	100	Spuren	Spuren	6	○ ○ ○ ●
Krabbencocktail mit Mayonnaise	150	7	1,7	19	○ ● ○ ○
Krebstiere, gegart	100	0,8	0	1,5	○ ○ ○ ●
Labskaus mit Rote Bete	350	29,4	5,1	18	● ○ ○ ○
Labskaus, Konserve	500	36	1,5	19,3	● ○ ○ ○
Lachs	150	0	0	9,5	○ ○ ○ ●
Lachs, Dose	125	0	0	8	○ ○ ○ ●
Lachs, frisch	100	0	0	11	○ ○ ○ ●
Lachs, gegart	180	0	0	5	○ ○ ○ ●
Lachs, gekocht	200	0,4	0	28	○ ○ ○ ●
Lachs, geräuchert	50	0	0	4	○ ○ ○ ●
Lachs, geräuchert	75	0	0	5	○ ○ ○ ●
Lachs, gravad	50	0	0	4	○ ○ ○ ●
Lachs-Kaviar (Keta)	30	Spuren	Spuren	4	○ ○ ○ ●
Lachsfilet	150	0	0	5	○ ○ ○ ●
Lachsfilet, gegart	150	0	0	6	○ ○ ○ ●

Fisch und Meeresfrüchte

Produktbezeichnung	Portion (Gramm)	KH (Gramm)	Zucker (Gramm)	Fett (Gramm)	Empfehlung
Languste	100	1,3		1,5	grün
Makrele	100	0	0	16	grün
Makrele in Tomatensauce, Dose	125	2	1,5	11	grün
Makrele, geräuchert	75	0	0	9,4	grün
Makrele, Konserve in Öl	60	0	0	9	gelb
Makrele, paniert	150	14	6	23	rot
Makrelenfilet, gegart	150	0	0	21	grün
Matjes, Konserve in Öl	60	0	0	12	gelb
Matjes, gesalzen	75	0	0	17,7	grün
Meeresfrüchtecocktail	150	3	0,2	13	rot
Miesmuschel, gegart	100	3,8	0	1,4	grün
Miesmuschel, Konserve in Öl	60	2	0	6	gelb
Mönchsfisch	100	0	0	2	grün
Muschelfleisch	100	Spuren	Spuren	3	grün
Muscheln	100	Spuren	Spuren	0,5	grün
Ölsardinen, abgetropft	90	0	0	13	grün
Ölsardinen, Dose	15	0	0	2	grün
Plaice	100	0	0	1	grün
Riesengarnelen, gegrillt	300	5	0,4	16	rot
Riesenscampi, gegrillt	300	4	0	18	rot
Rochenflügel	100	0	0	2	grün
Rollmops	80	1,6	0,1	7,6	gelb
Rotbarbe	100	0	0	2	grün
Rotbarsch, gegart	180	0	0	3,4	grün
Rotbarsch, geräuchert	75	0	0	3	grün
Rotbarsch, paniert	200	15	2	18	rot
Rotbarschfilet	150	0	0	5,4	grün
Rotbarschfilet, gegart	150	0	0	6,4	grün
Sardelle, Konserve	65	0	0	1,5	grün
Sardellenpaste	15	1,2	0	2	grün
Sardine, gegart	180	0	0	5,3	grün
Sardine, geräuchert	75	0	0	3,6	grün
Sardine, Konserve in Öl	60	0	0	7	gelb

Produktbezeichnung	Portion (Gramm)	KH (Gramm)	Zucker (Gramm)	Fett (Gramm)	Empfehlung
Sardinen	100	0	0	10	○○○●
Sardinen im eigenen Saft, abgetropft	90	0	0	9	○○○●
Sardinen in Tomatensauce	120	2	2	12	○○○●
Scampi in Tomatensauce	200	4	0,5	8	○○○●
Schellfisch, gegart	180	0	0	0,7	○○○●
Schellfisch, gekocht	200	0,1	0,9	1,4	○○○●
Schellfischfilet, gegart	150	0	0	1,1	○○○●
Schleie, gegart	180	0	0	0,6	○○○●
Schleie, gekocht	200	0,5	0,2	2	○○○●
Schleie, paniert	200	19	0,8	14	●○○○
Schleienfilet, gebraten	150	0	0	1	●○○○
Schlemmerfilet	100	14	2	8	●○○○
Schnecken	180	4	0,3	41	●○○○
Scholle, ganz	250	0	0	4	○○○●
Scholle, gegart	180	0	0	2,1	○○○●
Scholle, geräuchert	75	0	0	1,5	○○○●
Scholle, paniert	200	10	0,5	20	●○○○
Schollenfilet	150	0	0	3	○○○●
Schollenfilet, gebraten	200	6	0,2	17	●○○○
Schollenfilet, gegart	150	0	0	3,4	○○○●
Schwertfisch	100	0	0	5	○○○●
Schwertfisch	150	0	0	6	○○○●
Seehecht, gegart	180	0	0	2,9	○○○●
Seehechtfilet	150	0	0	4	○○○●
Seehechtfilet, gegart	150	0	0	5	○○○●
Seelachs, gegart	180	0	0	1	○○○●
Seelachs, Konserve in Öl	60	0	0	6,3	○○●○
Seelachsfilet	150	0	0	15,7	○○○●
Seelachsfilet, gegart	150	0	0	1,6	○○○●
Seeteufel	150	0	0	2,3	○○○●
Seezunge	100	0	0	1	○○○●
Seezunge, gebraten	200	2,5	0,4	15	●○○○
Seezunge, gegrillt	200	1,0	0,2	7	●○○○

Fisch und Meeresfrüchte

Produktbezeichnung	Portion (Gramm)	KH (Gramm)	Zucker (Gramm)	Fett (Gramm)	Empfehlung
Seezunge, geräuchert	75	0	0	1,1	○ ○ ○ ●
Seezungenfilet	150	0	0	2,1	○ ○ ○ ●
Seezungenfilet mit Sauce	200	0,9	0,4	10	○ ● ○ ○
Seezungenfilet, gegart	150	0	0	2,5	○ ○ ○ ●
Shrimps	100	0,7	0	1,4	○ ○ ○ ●
Shrimps, gegart	100	0,8	0	1,5	○ ○ ○ ●
Shrimps, Konserve	65	0,4	0	1	○ ○ ○ ●
Snoek	100	0	0	12	○ ○ ○ ●
Sprotte, geräuchert	75	0	0	13,1	○ ○ ○ ●
Sprotte, Konserve	65	0	0	11	○ ○ ○ ●
Steinbutt, gebraten	150	4,4	Spuren	9	○ ○ ○ ●
Steinbutt, gegart	180	0	0	1,6	○ ○ ○ ●
Steinbutt, paniert	200	19	0,9	15	● ○ ○ ○
Steinbuttfilet, gebraten	150	0	0	3	● ○ ○ ○
Stockfisch, gekocht	100	0	0	1	○ ○ ○ ●
Stockfisch, TK	150	0	0	4,4	○ ○ ○ ●
Surimi	15	1	Spuren	Spuren	○ ○ ○ ●
Sushi: Nigiri	30	7	2	1	● ○ ○ ○
Sushi: Nori- oder Maki-Rolle	15	5	1	Spuren	● ○ ○ ○
Thunfisch	150	0	0	22,5	○ ○ ○ ●
Thunfisch im eig. Saft, abgetropft	90	0	0	0,5	○ ○ ○ ●
Thunfisch in Öl, abgetropft	90	0	0	8	○ ○ ○ ●
Thunfisch, frisch	100	0	0	1	○ ○ ○ ●
Thunfisch, gegart	150	0	0	26	○ ○ ○ ●
Thunfisch, geräuchert	75	0	0	12	○ ○ ○ ●
Thunfisch, Konserve in Öl	60	0	0	9,4	○ ○ ● ○
Thunfischsalat mit Mayonnaise	100	2,4	0,5	10	○ ○ ● ○
Tintenfisch	100	0	Spuren	2	○ ○ ○ ●
Tintenfisch in Öl	60	1	0	5,6	○ ○ ● ○
Tintenfisch, ganz, frittiert	180	3,3	0	1,6	● ○ ○ ○
Tintenfisch, gegart	150	3,7	0	1,7	○ ○ ○ ●
Tintenfischringe	150	23	3	15	● ○ ○ ○
Venusmuschel	100	6	0	1	○ ○ ○ ●

Produktbezeichnung	Portion (Gramm)	KH (Gramm)	Zucker (Gramm)	Fett (Gramm)	Empfehlung
Venusmuschel, Konserve	65	4	0	0,6	○○○● (grün)
Weißfisch, paniert und gebraten	100	5	Spuren	47	○○○● (grün)
Welsfilet	150	0	0	17	○○○● (grün)
Welsfilet, gegart	150	0	0	15	●○○○ (rot)
Wittling	100	0	0	2	○○○● (grün)
Zander, gegart	150	0	0	1	○○○● (grün)
Zanderfilet, paniert	200	19	0,7	14	●○○○ (rot)

Fleisch, Fleischerzeugnisse und Fleischersatz

Viele Stücke vom Rind passen gut in eine herzfreundliche Ernährung; auch magere Stücke vom Schwein und Lamm können gelegentlich genossen werden. Während der South Beach Diät achten Sie auf die Angaben zu den Phasen auf Seite 18ff. Fleischerzeugnisse sind die vielen Arten von heiß oder kalt verzehrten Würsten, Pasteten und Aufschnitten. Die meisten dieser Produkte enthalten Pökelsalz (Natriumnitrat) als Konservierungsmittel, um eine längere Haltbarkeit möglich zu machen, und sie enthalten in der Regel viele gesättigte Fettsäuren und Salz.

Tofu, Tempeh und andere Nahrungsmittel auf Sojagrundlage sind grundsätzlich ein guter Ersatz für Fleisch. Wenn Sie sie genießen, profitieren Sie gleich auch von den cholesterinsenkenden Eigenschaften der Sojabohne.

Produktbezeichnung	Portion (Gramm)	KH (Gramm)	Zucker (Gramm)	Fett (Gramm)	Empfehlung
Bauernleberwurst	30	0,3	0,1	10	●○○○ (rot)
Bierschinken	30	0	0	4	●○○○ (rot)
Bierwurst	30	0,1	0	7	○●○○ (orange)
Blutwurst	50	8	Spuren	10	●○○○ (rot)
Bockwurst	50	1	1	12	●○○○ (rot)
Bratwurst	50	1	1	11	●○○○ (rot)
Bressaola	30	Spuren	Spuren	3	○○●○ (gelb)
Cabanossi	150	0,5	0	6,6	●○○○ (rot)
Cervelatwurst	30	0,1	0	10	●○○○ (rot)

Fleisch, Fleischerzeugnisse und Fleischersatz

Produktbezeichnung	Portion (Gramm)	KH (Gramm)	Zucker (Gramm)	Fett (Gramm)	Empfehlung
Cevapcici mit Reis und Zwiebeln	150	20	0,6	21	●○○○
Chorizo	50	1	1	12	●○○○
Cordon bleu vom Kalb	150	11	0,7	14	●○○○
Cordon bleu vom Schwein	150	14	0,9	15	●○○○
Cornedbeef	60	0,5	0,5	7	○○●○
Debreziner	150	0,4	0	43,8	●○○○
Eisbein, gekocht	250	2,5	2,4	21	●○○○
Fleischkäse, einfach	30	0,1	0,1	8	○●○○
Fleischkäse, grob	30	0,1	0	7	○●○○
Fleischwurst	30	0,1	0,3	8	○●○○
Frankfurter Würstchen	30	1	Spuren	3	●○○○
Frikadelle	70	3,5	0,1	4	○●○○
Grillsteak	250	0	0	11	●○○○
Hacksteak, Fertiggericht	150	2	0,3	21	●○○○
Hammelbraten mit Sauce	380	17	1	47	●○○○
Hammelfilet	125	0	0	5	○○○●
Jagdwurst	30	0,1	0	5,5	○●○○
Jägerschnitzel	150	5	0,3	9	●○○○
Kalbfleisch, Lendenbraten	100	0	0	3	○○○●
Kalbfleischpastete	30	2	0,1	4,1	○○●○
Kalbfleischwurst	30	0,1	Spuren	9	○●○○
Kalbgeschnetzeltes Züricher Art	250	5	0,6	22	●○○○
Kalbsbraten	150	0	0	4	○○○●
Kalbsbraten mit Sauce	150	2,3	0,1	5	○○●○
Kalbsfilet, gebraten	150	0	0	15	●○○○
Kalbsfilet, gegart	150	0	0	5	○○○●
Kalbsfrikassee	250	7	0,4	12	●○○○
Kalbsgulasch, gegart	150	0	0	7	○○●○
Kalbshackfleisch	150	0	0	4	○○○●
Kalbsherz	170	0	0	20	●○○○
Kalbskeule, gegart	125	0	0	2	○○○●
Kalbskotelett	150	0	0	3	○○○●
Kalbskotelett, natur	150	0	0	13	○○○●

Fleisch, Fleischerzeugnisse und Fleischersatz

Produktbezeichnung	Portion (Gramm)	KH (Gramm)	Zucker (Gramm)	Fett (Gramm)	Empfehlung
Kalbskotelett, paniert	150	26	0,9	20	●○○○
Kalbsleber	100	Spuren	0	7	●○○○
Kalbslende, gegart	125	0	0	4	○○○●
Kalbsragout mit Pilzen und Sauce	250	4	0,2	11	○●○○
Kalbsroulade, gegart mit Fett	150	0	0	4	●○○○
Kalbsschnitzel	150	0	0	4	○○○●
Kalbsschnitzel, gegart mit Fett	125	0	0	3,5	●○○○
Kasseler Aufschnitt	30	0,3	0,3	3,4	○○○●
Katenrauchwurst	30	0,1	0,1	10	○●○○
Knoblauchwurst	150	0,3	0	16	●○○○
Kochmettwurst	30	0,1	0	7	○●○○
Kochsalami	100	0,2	0,1	29	●○○○
Kochwurst	100	1,5	0,1	30	●○○○
Kohlroulade mit Hackfleischfüllung	300	20	0,6	11	●○○○
Kohlroulade, Konserve	250	7,5	0,6	15	●○○○
Königsberger Klops mit Kapernsauce	260	15	2,3	24	●○○○
Krakauer	30	0,1	0	8	○●○○
Lammgulasch	170	0	0	23	●○○○
Lammhackfleisch (20 % Fett)	100	0	0	20	●○○○
Lammkeule	100	0	0	10	○○●○
Lammkotelett	125	0	0	11	○○●○
Lammleber	40	Spuren	0	3	●○○○
Lammnieren	40	0	0	2	●○○○
Lammrücken	100	0	0	15	○○●○
Lammschulter	100	0	0	11	○○●○
Landjäger	150	0,6	0,1	67	●○○○
Leberkäse	30	0,1	0	7	●○○○
Leberkäse, gebraten	130	0,6	0,1	31	●○○○
Leberknödel, Konserve	150	15	4	12	●○○○
Leberpastete	30	0,3	0,1	7,5	●○○○
Leberwurst	60	4	0,5	10	●○○○
Leberwurst Apfel-Zwiebel, Du darfst	25	1,8	1,8	5,3	●○○○
Markklößchen, Konserve	50	11	0,6	16	●○○○

Fleisch, Fleischerzeugnisse und Fleischersatz

Produktbezeichnung	Portion (Gramm)	KH (Gramm)	Zucker (Gramm)	Fett (Gramm)	Empfehlung
Merguez	50	1	1	15	●○○○
Mortadella	60	0	0	17	●○○○
Ochsenschwanz	170	0	0	22	●○○○
Osso bucco	340	8	6	15	●○○○
Pancetta	30	0	0	8	○○●○
Paprikaschote, gefüllt mit Hackfleisch	300	20	0,3	9	○●○○
Pfälzer Saumagen	30	2	0,1	2	○○●○
Plockwurst	30	0,1	0	11	○●○○
Pökelfleisch	30	0,3	0,3	2	●○○○
Putenschinken	60	0,5	0,5	2	○○○●
Putenwürstchen	45	Spuren	1,5	7	○○●○
Reisfleisch	550	88	0,4	20	●○○○
Rinderbraten mit Sauce	350	4,5	0	40	●○○○
Rinderbraten, gegart	125	0	0,2	6	○○○●
Rinderfilet	150	0	0	5	○○○●
Rindergulasch, Konserve	150	3	0,1	9	○●○○
Rindergulasch, ungarisch	400	11	1,4	32	●○○○
Rinderhackfl., extra mager (5% Fett)	100	0	0	5	○○○●
Rinderhackfl., mager (max. 10% Fett)	100	0	0	9	○○●○
Rinderhackfleisch, normal	100	0	0	15	○○●○
Rinderherz	100	0	0	12	●○○○
Rindernieren	30	0	0	1	●○○○
Rindersteak, Lende	230	0	0	5	○○○●
Rindersteak, Rib eye	230	0	0	5	○○●○
Rinderzunge	100	0	0	20	○○○●
Rostbratwurst	150	0,5	0,31	44	●○○○
Rotwurst	30	0,1	0,1	3	●○○○
Rumpsteak	230	0	0	5	○○○●
Salami	60	0,5	1	18	●○○○
Salami	30	0,6	0,1	9	●○○○
Salami, deutsch	30	0,1	0	9	●○○○
Salami, italienisch	30	0,1	0,1	8	●○○○
Salami, ungarisch	30	0,1	0,1	10	●○○○

Produktbezeichnung	Portion (Gramm)	KH (Gramm)	Zucker (Gramm)	Fett (Gramm)	Empfehlung
Sauerbraten mit Sauce und Gemüse	350	13	7,5	26	rot
Schinken, dünn geschnitten	60	0,5	0,5	2	grün
Schinken, luftgetrocknet	60	Spuren	Spuren	8	gelb
Schweinebauch	150	0	0	25	rot
Schweinebraten, mit Fett gebraten	125	0	0	15	orange
Schweinefilet	100	0	0	4	grün
Schweinehackfleisch, Mett	100	0	0	14	rot
Schweinekotelett	150	0	0	9	gelb
Schweineleber	50	2	0	4	rot
Schweinelende	100	0	0	6	grün
Schweinenieren	40	0	0	2	rot
Schweinerollbraten	100	0	0	20	rot
Schweineschinken	100	0	0	5	grün
Schweineschinken, gekocht, mager	40	0	0	1	grün
Schweineschulter, Rippenbraten	100	0	0	8	gelb
Sojawurst, Konserve	100	5,4	0,4	25	gelb
Spareribs	170	0	0	23	rot
Streichwurst, feine Mettwurst	30	0,1	0,1	10	rot
Szegediner Gulasch	350	9	2	18	rot
Tafelspitz mit Meerrettichsauce	400	16	1,2	40	rot
Tatar	100	0	0	3	grün
T-Bone-Steak	230	0	0	5	grün
Teewurst	30	0,1	0,1	10	rot
Teewurst, Du darfst	25	0,3	0,3	7	rot
Tofu, geräuchert	50	0,5	Spuren	3	grün
Tofu, marinierte Stücke	50	0,5	Spuren	3	grün
Tofu, natur	50	0,5	Spuren	3	grün
Truthahnsalami	60	11	1	5	gelb
Veget. Bratlinge, Trockenprodukt	30	15	0,7	0,6	gelb
Vegetarische Pastete	20	3,2	0,1	2,3	gelb
Weißwurst Münchner Art	125	0,4	0,1	30	rot
Wiener Schnitzel	150	26	1	11	rot
Wurstsalat, bayerisch	100	0,6	0,1	29	rot

Früchte

Wegen ihres Gehalts an günstigen Kohlenhydraten, Ballaststoffen, Vitaminen und Mineralstoffen können Früchte nach Abschluss der Phase 1 viel und oft gegessen werden. Einige Früchte haben allerdings einen hohen Zuckergehalt und sollten deshalb nur in eingeschränkten Mengen genossen werden. Wir empfehlen Ihnen, die Früchte ganz zu essen. Meiden Sie nach Möglichkeit Dosenobst in schwerem Sirup und stark verarbeitete industriell gefertigte Fruchtsäfte.

Produktbezeichnung	Portion (Gramm)	KH (Gramm)	Zucker (Gramm)	Fett (Gramm)	Empfehlung
Ananas	250	25	25	0,5	○ ● ○ ○
Ananas, Stücke in Sirup, Konserve	115	19	19	Spuren	● ○ ○ ○
Ananas, Stücke in Saft, Konserve	115	14	14	Spuren	○ ● ○ ○
Apfel, 1 St.	100	12	12	Spuren	○ ○ ○ ●
Apfelringe, getrocknet	30	12	12	Spuren	○ ○ ○ ●
Aprikosen in Saft, Konserve	115	10	10	0	○ ● ○ ○
Aprikosen, getrocknet	30	11	11	Spuren	○ ○ ○ ●
Banane, 1 St.	150	35	31	0,5	○ ○ ● ○
Birne, 1 St.	145	14	14	Spuren	○ ○ ○ ●
Birnenhälften in Sirup, Konserve	115	15	15	Spuren	○ ● ○ ○
Birnenhälften in Saft, Konserve	115	10	10	Spuren	○ ● ○ ○
Blaubeeren	100	5	5	Spuren	○ ○ ○ ●
Boysenbeere	125	7,7	3,1	0,4	○ ○ ● ○
Boysenbeere, Konserve	125	21,3	18,8	0,2	○ ● ○ ○
Cranberries, getrocknet	30	23	20	0,5	○ ● ○ ○
Datteln, gezuckert	30	20	20	Spuren	● ○ ○ ○
Erdbeeren	100	6	6	Spuren	○ ○ ○ ●
Feigen, 1 St.	40	10	10	0,5	○ ○ ○ ●
Feigen, getrocknet	30	15	15	0,5	● ○ ○ ○
Fruchtcocktail in Saft, Konserve	115	8	8	Spuren	○ ● ○ ○
Grapefruit, 0,5 St.	170	11	11	Spuren	○ ○ ○ ●
Grapefruit in Saft, Konserve	115	8	8	Spuren	○ ● ○ ○
Guave, 1 St.	90	5	5	0,5	○ ○ ○ ●
Himbeeren	100	5	5	Spuren	○ ○ ○ ●

Produktbezeichnung	Portion (Gramm)	KH (Gramm)	Zucker (Gramm)	Fett (Gramm)	Empfehlung
Holunderbeeren, gegart	125	8,8	4,7	0,6	grün
Honigmelone	100	7	7	Spuren	gelb
Kirschen	100	11	11	Spuren	gelb
Kirschen in Sirup, Konserve	100	18	18	Spuren	rot
Kirschen, getrocknet	30	22	21	0,5	orange
Kiwi, 1 St.	60	7	7	Spuren	grün
Kokosnuss, getrocknet, ungesüßt	30	2	2	19	orange
Limette	75	2	20	Spuren	grün
Lychee	100	14	14	Spuren	grün
Mandarinen in Saft, Konserve	115	9	9	Spuren	orange
Mandarinen, Clementinen, 1 St.	75	6	6	Spuren	grün
Mango	100	14	14	Spuren	gelb
Mango, getrocknet	30	10	10	0	orange
Melone, grünes Fleisch	100	6	6	Spuren	gelb
Melone, orangefarbenes Fleisch	100	4	4	Spuren	gelb
Nektarine, 1 St.	145	13	13	Spuren	grün
Orange, 1 St.	145	12	12	Spuren	grün
Papaya, 1 St.	230	20	20	Spuren	gelb
Passionsfrucht, 1 St.	15	1	1	Spuren	grün
Passionsfrucht	125	16,8	12,1	0,5	grün
Passionsfrucht, Konserve	125	26,3	23,6	0,3	orange
Pfirsich, 1 St.	115	9	9	Spuren	grün
Pfirsich in hellem Sirup, Konserve	115	16	16	Spuren	orange
Pfirsich in Saft, Konserve	115	11	11	Spuren	orange
Pflaume, 2 St.	125	13	13	Spuren	grün
Pflaumen in Saft, Konserve	115	23	23	Spuren	orange
Pflaumen, getrocknet	30	10	10	Spuren	grün
Preiselbeere	125	8,9	4,5	0,6	gelb
Preiselbeere, Konserve	125	22	19,6	0,3	gelb
Quitte	150	11	4,5	0,8	gelb
Rhabarber, gekocht, mit Zucker	100	11	11	Spuren	orange
Rosinen	30	21	21	Spuren	orange
Sanddorn	125	6,5	3,7	8,9	grün

Produktbezeichnung	Portion (Gramm)	KH (Gramm)	Zucker (Gramm)	Fett (Gramm)	Empfehlung
Schwarze Johannisb., gek., o. Zucker	100	6	5	Spuren	○ ○ ○ ● (grün)
Stachelbeere	125	10,6	5,6	0,3	○ ○ ○ ● (grün)
Sultaninen	30	21	21	Spuren	● ○ ○ ○ (rot)
Trauben, rot oder weiß	100	15	15	Spuren	○ ○ ○ ● (grün)
Wassermelone	100	7	7	Spuren	● ○ ○ ○ (rot)
Zitrone, 1 Sch.	10	Spuren	Spuren	Spuren	○ ○ ○ ● (grün)

Frühstück und Frühstückswaren

Der menschliche Organismus ist auf viel mehr Ballaststoffe ausgelegt, als wir mit der modernen Ernährung in der westlichen Welt zu uns nehmen. Ballaststoffe verlangsamen unsere Verdauung und helfen dabei, allzu große Schwankungen unseres Blutzucker- und Insulinspiegels zu vermeiden. Frühstückscerealien, egal ob sie warm oder kalt genossen werden, können hervorragende Quellen für Ballaststoffe sein. Wählen Sie eine Sorte mit mindestens 6 Gramm Ballaststoffen auf 100 Gramm. Porridge und warm zubereitete Haferflocken können ebenfalls genau das Richtige sein; Instantflocken sollten Sie allerdings vermeiden, denn ihr Glyx ist sehr hoch. Lassen Sie sich aber nicht von Cerealien verleiten, auf deren Packung die Begriffe »Natur« oder »natürlich« aufgedruckt sind. Viele Sorten, selbst Müslis, enthalten sehr viel Zucker und nur wenig Ballaststoffe. Oder – noch schlimmer – sie enthalten trans-Fette, die schlimmsten Fette überhaupt.
Süßes Gebäck, Doughnuts oder Muffins sind keine gute Wahl zum Frühstück. Sie enthalten sehr häufig viel trans-Fette und Weißmehl, sind stark gezuckert und haben einen sehr hohen Glyx.

Produktbezeichnung	Portion (Gramm)	KH (Gramm)	Zucker (Gramm)	Fett (Gramm)	Empfehlung
All-Bran Frühstücksflocken	40	19	8	1,5	○ ○ ○ ● (grün)
Apfeltasche mit Rosinen	75	34	19	13	● ○ ○ ○ (rot)
Bauernfrühstück	350	35	4	14	● ○ ○ ○ (rot)
Birchermüsli m. Äpfeln und Sahne	150	27	22	11	● ○ ○ ○ (rot)
Bran Flakes	30	21	7	1	○ ○ ● ○ (gelb)

Produktbezeichnung	Portion (Gramm)	KH (Gramm)	Zucker (Gramm)	Fett (Gramm)	Empfehlung
Cheerios	40	32	9	1,5	○○●○
Choco Cornflakes	30	27	3	0,6	●○○○
Choco Krispies	30	14	12	0,8	●○○○
Choco Smacks	30	10	10	4	●○○○
Chocos	30	14	10	0,5	●○○○
Chombos	30	15	10	0,6	●○○○
Cornflakes	30	27	2,5	0,5	●○○○
Cornpops	40	35	14	1	●○○○
Croissant mit Käse	75	22	3	11	●○○○
Croissant mit Schinken und Käse	100	8	3	11	●○○○
Croissant mit Schokolade	60	27	6	12	●○○○
Croissant, einfach	50	22	3	10	●○○○
Crunchy Nut Cornflakes	30	15	11	0,6	●○○○
Doughnut mit Glasur	75	38	18	16	●○○○
Doughnut, einfach	75	35	11	17	●○○○
Dr. Oetker Müsli Plus	40	17	3,3	2,9	●○○○
Dr. Oetker Schoko Müsli	40	15	11	5	●○○○
Dr. Oetker Vitalis Früchte Müsli	40	22	2,6	1,7	●○○○
Dr. Oet. Vit. Knusper Banane-Schoko.	40	19	8	6,1	●○○○
Dr. Oetker Vitalis Knusper Flakes	40	17,2	10,2	4,7	●○○○
Dr. Oetker Vitalis Knusper Honeys	40	20	5,3	6,6	●○○○
Dr. Oetker Vitalis Knusper Müsli	40	18	6	5,7	●○○○
Dr. Oetker Vitalis Knusper Schoko	40	15	11	5,6	●○○○
Dr. Oet. Vit. Knusperki. Nuss-Nougat	40	16	11	6	●○○○
Dr. Oetker Vit. Knusperkissen Schoko	40	17	10	5,5	●○○○
Dr. Oetker Vit. Knusperkissen Vanille	40	19	9	5,4	●○○○
Ei-Muffin	50	26	1	13	●○○○
Froot Loops	30	13	11	0,6	●○○○
Frosties	30	28	13	Spuren	●○○○
Frosties Spice	30	24,3	10,2	0,9	●○○○
Früchtemüsli	40	24	6	2,4	○○●○
Fruit and Fibre	30	22	7	1,5	●○○○
Haferflocken, Instant	30	20	0,5	2,5	●○○○

Frühstück und Frühstückswaren

Produktbezeichnung	Portion (Gramm)	KH (Gramm)	Zucker (Gramm)	Fett (Gramm)	Empfehlung
Haferflocken, kernige	30	15	0,5	2	🟢
Haferflocken, zarte	50	30	Spuren	4	🟢
Haferkleie	30	10	Spuren	1	🟢
High Fibre Bran Frühstücksflocken	30	18	1	1	🟢
Honey Loops	30	13	11	0,8	🔴
Honey Nut Loops	30	23	10	1	🔴
Honig	15	19	19	0	🔴
Just Right	45	32	14	Spuren	🔴
Kölln Blütenzarte Flocken	40	23	0,8	2,5	🟢
Kölln Cakes	25	14	0,6	6,3	🔴
Kölln Echte Kernige	40	23	0,5	3	🟢
Kölln Feinschmecker Müsli	40	18	7,2	2,8	🟡
Kölln Früchte Vollkorn Müsli	40	15	9,2	2,8	🟡
Kölln Haferfleks mit Kleie	40	18	3,5	2,8	🟡
Kölln Haferkleie Flocken	5	2	0,1	0,4	🟢
Kölln Instant Flocken	5	29	0,1	0,4	🔴
Kölln Jogurt Müsli	40	22	1,2	5,1	🔴
Kölln Knusper Müsli Apfel und Zimt	40	24	1,5	6,3	🔴
Kölln Knusper Müsli Schoko Krokant	40	24	2,7	7,7	🔴
Kölln Knusperflakes Müsli Honig	40	22,6	6,4	5,4	🔴
Kölln Knusperflakes Müsli Schoko	40	19	12	1,7	🟡
Kölln Knusprige Haferfleks	40	22	7,6	2,2	🟡
Kölln Multikorn Flocken	40	24	1,1	1,5	🟢
Kölln Schoko Müsli	40	18	6,1	4,6	🟡
Mandeln	15	1	0,5	6	🟢
Muffin mit Blaubeeren	75	40	9	7	🔴
Muffin mit Schokoladenstückchen	75	40	21	14	🔴
Nutri Grain Frühstücksriegel	37	26	11	3	🔴
Pfannkuchen m. Rosinen u. Ahornsir.	40	14	8	2	🔴
Pops	40	34,4	13,6	0,6	🔴
Rice Krispies	30	28	3	Spuren	🔴
Rise Krispies	40	30	20	3	🔴
Rosinen	30	42	42	Spuren	🔴

Produktbezeichnung	Portion (Gramm)	KH (Gramm)	Zucker (Gramm)	Fett (Gramm)	Empfehlung
Schinken-Ei-Muffin	50	26	1	18	●○○○
Smacks	40	16	18	0,6	●○○○
Special K	30	25	5	Spuren	○○●○
Toppas	40	23	6	0,4	●○○○
Weetabix	2 St.	32	2	1	○○●○
Weizenkeime	15	4	1	2	○○○●
Weizenkleie	30	5	1	1	○○○●
Würstchen-Ei-Muffin	50	16	1	25	●○○○
Zucker	5	5	5	0	●○○○

Gemüse und Kräuter

Essen und genießen Sie jede Menge Gemüse. Es ist kalorienarm, enthält aber viele Vitamine, Mineralstoffe und andere wichtige Nährstoffe sowie Ballaststoffe. Leuchtend grüne, rote und gelbe Gemüsesorten enthalten Antioxidantien, beispielsweise die Vitamine A, C und E. Sorgen Sie für möglichst große Vielfalt auf dem Teller: Möhren sind in Ordnung, Mais sollten Sie allerdings nur in Maßen zu sich nehmen, weil er viele Kohlenhydrate enthält. Abgesehen von ihrem Nährstoffgehalt sind Gemüse, vor allem roh genossen, eine gute Quelle für Ballaststoffe. Wenn sie in Wasser gekocht werden, verlieren Sie schnell einen Teil ihrer Nährstoffe. Verwenden Sie also möglichst wenig Wasser und kochen Sie das Gemüse so kurz wie möglich. Bohnen und Hülsenfrüchte finden Sie in einem eigenen Kapitel (→ Seite 25).

Produktbezeichnung	Portion (Gramm)	KH (Gramm)	Zucker (Gramm)	Fett (Gramm)	Empfehlung
Alfalfa-Sprossen, roh	50	2	1	Spuren	○○○●
Artischocken	50	1	10	0	○○●○
Aubergine, gekocht	125	3	3	0,4	○○○●
Avocado	75	1,5	0,5	15	○○○●
Basilikum	30	Spuren	Spuren	Spuren	○○○●
Blattsalat, Lettuce roh	30	0,5	0,5	Spuren	○○○●
Blumenkohl, gekocht	100	2	2	1	○○○●

Gemüse und Kräuter

Produktbezeichnung	Portion (Gramm)	KH (Gramm)	Zucker (Gramm)	Fett (Gramm)	Empfehlung
Bohnen, dicke	100	12	1,5	0,5	○○●○
Bohnen, grün	75	4	2	Spuren	○○○●
Bohnensprossen, roh	75	3,8	1,9	Spuren	○○○●
Bratkartoffeln	75	19	0,5	3	●○○○
Brennnesseln	150	7,2	0,9	1,1	○○○●
Brokkoli, gekocht	90	1	1	1	○○○●
Brunnenkresse	30	Spuren	Spuren	Spuren	○○○●
Butterpilz, Konserve	100	0,3	0,1	0,3	○○○●
Chicorée, roh	30	Spuren	Spuren	Spuren	○○○●
Chili, frisch, gehackt	30	Spuren	Spuren	Spuren	○○○●
Chinakohl, roh	100	2	2	Spuren	○○○●
Endivie, roh	30	1	0	0	○○○●
Erbsen, grün	75	8	1	1	○○●○
Erbsenschoten (Kaiser-, Zuckersch.)	75	2,5	2	Spuren	○○○●
Fenchel, roh	115	2	2	Spuren	○○○●
Frühlingszwiebeln	30	1	1	Spuren	○○○●
Grünkohl	150	2	0,8	1	○○○●
Gurke, roh	30	0,5	0,5	0	○○○●
Ingwer, gerieben	5	Spuren	Spuren	Spuren	○○○●
Karde	100	3	3	Spuren	○○○●
Kartoffelauflauf	350	34	0,9	38	●○○○
Kartoffelgnocchi	100	17	1	Spuren	●○○○
Kartoffelecken	75	22	Spuren	Spuren	●○○○
Kartoffelklöße	200	25	0,7	4	●○○○
Kartoffelkroketten	250	48	15	13	●○○○
Kartoffeln, mit Schale gebacken	250	45	2	Spuren	●○○○
Kartoffeln, neue, gekocht	75	11	1	Spuren	○●○○
Kartoffelpuffer	200	37	1,1	14	●○○○
Kartoffelpüree, Instant	75	10	0,6	Spuren	●○○○
Knoblauch	1 Z.	1	Spuren	Spuren	○○○●
Kohl, rot oder weiß, gekocht	100	2	2	0,5	○○○●
Kohlrabi, frisch	100	3	2	Spuren	○○○●
Kohlrabi, gegart	150	4	3,7	0,1	○○○●

Produktbezeichnung	Portion (Gramm)	KH (Gramm)	Zucker (Gramm)	Fett (Gramm)	Empfehlung
Koriander, gehackt	30	Spuren	Spuren	Spuren	○ ○ ○ ●
Kresse	30	Spuren	Spuren	Spuren	○ ○ ○ ●
Kürbis	100	2	1,5	Spuren	● ○ ○ ○
Lauch, gekocht	100	2,5	2	0,5	○ ○ ○ ●
Löwenzahn	150	14	0,1	0,9	○ ○ ● ○
Mais, gekocht	125	25	3	3	○ ● ○ ○
Mangold	150	4	0,6	0,5	○ ○ ○ ●
Möhren, gekocht	100	5	4,5	Spuren	○ ○ ○ ●
Möhren, roh	100	8	7	Spuren	○ ○ ○ ●
Morchel, frisch	100	0,5	0,1	0,3	○ ○ ○ ●
Morchel, getrocknet	25	1,1	0,2	0,7	○ ○ ○ ●
Okra	90	2,5	2,5	1	○ ○ ○ ●
Pak Choi, roh	100	1	1	1	○ ○ ○ ●
Paprikaschoten	75	4	4	Spuren	○ ○ ○ ●
Pastinaken, gekocht	100	13	6	1	○ ● ○ ○
Petersilie	30	1	Spuren	0,5	○ ○ ○ ●
Pfifferling, frisch	100	0,2	Spuren	0,5	○ ○ ○ ●
Pfifferling, getrocknet	25	0,5	0,2	1,3	○ ○ ○ ●
Pilze, roh	50	Spuren	Spuren	Spuren	○ ○ ○ ●
Radicchio, roh	30	1	1	1	○ ○ ○ ●
Radieschen, 5 St.	40	1	1	Spuren	○ ○ ○ ●
Rahmspinat	150	2	0,5	11	○ ○ ● ○
Ratatouille	350	10	1,1	7	○ ○ ○ ●
Rettich	50	1	1	Spuren	○ ○ ○ ●
Rosenkohl	150	3,2	1,3	0,4	○ ○ ○ ●
Rosenkohl, gekocht	100	3	3	1	○ ○ ○ ●
Rösti	250	32	0,8	17	● ○ ○ ○
Rote Bete, gekocht	75	7	6	Spuren	○ ● ○ ○
Rote Bete, roh	75	6	5	Spuren	○ ● ○ ○
Rote Bete, sauer eingelegt	75	4	4	Spuren	○ ○ ● ○
Rübchen, gekocht	100	2	2	Spuren	○ ○ ○ ●
Sauerkraut	15	Spuren	Spuren	Spuren	○ ○ ○ ●
Schnittlauch, gehackt	30	Spuren	Spuren	Spuren	○ ○ ○ ●

Produktbezeichnung	Portion (Gramm)	KH (Gramm)	Zucker (Gramm)	Fett (Gramm)	Empfehlung
Schwarzwurzel	150	2	0,7	0,6	○○○●
Sellerie, Knolle, roh	100	4	3	Spuren	○○○●
Sellerie, Stange, roh	30	Spuren	Spuren	Spuren	○○○●
Spargel, gekocht	125	2	2	1	○○○●
Spinat, gekocht	100	1	1	1	○○○●
Spinat, roh	30	Spuren	Spuren	Spuren	○○○●
Steinpilz, frisch	100	0,5	0,1	0,4	○○○●
Steinpilz, getrocknet	25	1	0,6	0,8	○○○●
Süßkartoffeln, gebacken	60	12	7	Spuren	○○○●
Tomate, reif, roh	90	3	3	Spuren	○○○●
Tomaten aus der Dose	200	6	5	Spuren	○○○●
Tomaten, getrocknet	30	4	2	0	○○○●
Tomaten, getrocknet, in Öl	30	4	2	5	○○○●
Tomaten, passiert	200	12	10	Spuren	○○○●
Tomatenmark	30	4	4	Spuren	○○○●
Tomatensaft, ungesüßt	250	8	8	Spuren	○○○●
Topinambur	60	12	0,6	Spuren	○○○●
Waldpilz	100	0,1	0,1	0,7	○○○●
Wasserkastanie, abgetropft	30	3	0,5	Spuren	○○○●
Weißkohl, roh	50	2,5	2,5	Spuren	○○○●
Zucchini, roh	100	2	2	0,5	○○○●
Zwiebeln, roh	100	8	6	Spuren	○○○●

Getränke

Die meisten Softdrinks sind wahre Zuckerbomben: Eine Dose Cola enthält nicht weniger als 7 Teelöffel Zucker. In Maßen genossen, sind zuckerfreie Diätgetränke eine Alternative, aber letzten Endes ist Wasser das Beste, um den Durst zu löschen und dem Körper ausreichend Flüssigkeit zuzuführen. Industriell gefertigte Fruchtsäfte bestehen häufig nur noch aus dem Konzentrat des Fruchtzuckers, ohne die Pflanzenfasern zu enthalten. Eine frische Frucht enthält wesentlich mehr Nährstoffe.

Kaffee und Tee sind die wichtigsten Quellen für Koffein. Zu viel Koffein führt jedoch zu einem Abfall des Blutzuckerspiegels, was regelrechte Heißhungerattacken auslösen kann. Milch und Jogurtgetränke finden Sie in der Liste der Milchprodukte. Die Forschung hat gezeigt, dass ein gemäßigter Konsum von Alkohol das Risiko von Herzkrankheiten und Diabetes senkt. Wir denken, diesen Effekt erreichen Sie am besten durch den Genuss von Wein, wobei die Frage nach Weißwein oder Rotwein keine Rolle spielt. Bier dagegen ist eine schlechte Wahl, denn es enthält Maltose, den Zucker mit dem höchsten Glyx. Während der ersten Phase der Diät ist Alkohol auf jeden Fall tabu.

Produktbezeichnung	Portion (Gramm)	KH (Gramm)	Zucker (Gramm)	Fett (Gramm)	Empfehlung
Altbier	0,33	12	0,8	1,7	● ○ ○ ○
Altbierbowle	0,2	30	22	0,3	● ○ ○ ○
Ananassaft	0,2	27	20	0,2	○ ● ○ ○
Ananassaft, ungesüßt	0,2	22	22	Spuren	○ ● ○ ○
Apfelsaft	0,2	21	6	0,7	○ ○ ● ○
Apfelsaft, ungesüßt	0,2	21	21	Spuren	○ ● ○ ○
Apfelnektar	0,2	30,0	29	0,3	○ ○ ● ○
Apfelwein	0,13	1,3	0,4	0	● ○ ○ ○
Aprikosennektar	0,2	29	29	Spuren	○ ● ○ ○
Aprikosensaft	0,2	18	15	0,2	○ ○ ● ○
Bacardi Breezer	0,135	26	26	Spuren	● ○ ○ ○
Bananennektar	0,2	25	23	0,1	● ○ ○ ○
Berliner Weiße mit Schuss	0,2	14	8	Spuren	● ○ ○ ○
Bier mit Limonade	0,33	16	1,0	0	● ○ ○ ○
Bier, alkoholarm	0,33	36	0,6	0	○ ○ ● ○
Bier, alkoholfrei	0,33	18	0,3	0	○ ○ ● ○
Bier, dunkel	0,33	9	9	Spuren	● ○ ○ ○
Bier, hell	0,33	Spuren	Spuren	Spuren	● ○ ○ ○
Bier, hell, leicht	0,33	4,5	3	0	● ○ ○ ○
Birnensaft	0,33	28	9	0,8	○ ○ ● ○
Bloody Mary	0,135	Spuren	3	0	○ ● ○ ○
Bockbier, hell	0,33	15	0,3	0	● ○ ○ ○
Boysenbeernektar	0,2	24	22	0,1	○ ● ○ ○
Boysenbeersaft	0,2	15	3,5	0,5	○ ○ ● ○

Getränke

Produktbezeichnung	Portion (Gramm)	KH (Gramm)	Zucker (Gramm)	Fett (Gramm)	Empfehlung
Brombeersaft	0,2	8	4	1,7	🟡
Cappucc. m. Milch, Zucker u. Kakaop.	0,35	30	30	3	🔴
Capri-Sonne	0,25	26	26	Spuren	🔴
Caro Kaffee	0,15	0,6	Spuren	0	🟢
Champagner	0,1	4	0	0	🟡
Cidre, Apfelwein, herb	0,33	8	8	0	🔴
Cidre, Apfelwein, süß	0,33	13	13	0	🔴
Clementinensaft	0,2	17	15	0,5	🟡
Cola, light	0,33	Spuren	Spuren	0	🟡
Cola, normal	0,33	37	37	0	🔴
Cola-Rum	0,14	11	11	0	🔴
Cranberry-Fruchtsaft-Getränk	0,2	30	30	0	🔴
Dessertwein	0,05	6	3	0	🔴
Doppelbock	0,33	13	0,9	0	🔴
Eistee, gesüßt, mit Fruchtaroma	0,25	18	18	Spuren	🔴
Eistee, instant, gesüßt	0,2	14	14	Spuren	🔴
Eistee, ungesüßt	0,25	7	2	Spuren	**Erlaubt**
Eiswein	0,13	8	2	0	🔴
Erdbeerbowle	0,2	12	7	0,1	🔴
Espresso	0,06	0,5	0	Spuren	**Erlaubt**
Exotic-Drink	0,2	25	25	Spuren	🔴
Früchtetee	0,13	0,3	Spuren	0	🟢
Fruchtsaftg. Orange, Pulver angerührt	0,25	26	26	Spuren	🔴
Fruchtsaftg. Schw. Johannisb./Apfel	0,25	26	26	Spuren	🔴
Fruchtsaftgetränk Trauben	0,2	30	4	0,1	🟡
Fruchtsaftgetränk Vielfrucht	0,25	26	26	Spuren	🟡
Fruchtsaftgetränk Zitrus	0,2	22	1,2	0,1	🟡
Fruchtsaftgetränk Zitrus, kalorienarm	0,2	5	0,3	Spuren	🟡
Gatorade	0,33	20	20	0	🔴
Gemüsesaft	0,33	17	17	Spuren	🟢
Ginger Ale	0,25	10	10	0	🔴
Glühwein	0,2	30	27	0	🔴
Granatapfelsaft	0,2	34	4,3	1	🟡

Produktbezeichnung	Portion (Gramm)	KH (Gramm)	Zucker (Gramm)	Fett (Gramm)	Empfehlung
Grapefruitsaft	0,2	17	9,5	0,2	○○●○
Grapefruitsaft, ungesüßt	0,2	17	17	Spuren	○●○○
Grüner Tee	0,2	Spuren	Spuren	Spuren	○○○●
Guavennektar	0,2	24	23	0,2	○○●○
Guinness (Stout)	0,33	6	5	Spuren	●○○○
Hefeweizenbier	0,33	10	0,7	0	○○●○
Heißer Kakao aus Vollmilch	0,25	28	28	11	●○○○
Holunderbeersaft	0,2	17	4,5	0,8	○○●○
Instantkaffee mit 2 TL Magermilch	0,2	2	1,5	0,5	○○●○
Instantkaffee, schwarz	0,2	0,5	0	Spuren	**Erlaubt**
Instantkaffee, schwarz, 1 TL Zucker	0,2	5,5	5	Spuren	○●○○
Instantkakao aus entrahmter Milch	0,25	25	22	2	●○○○
Instantkakao aus Sojamilch	0,25	25	22	5	●○○○
Kaffee, 1 TL Zucker, 2 TL Vollmilch	0,2	7	6,5	1	○●○○
Kaffee mit 2 TL Magermilch	0,2	1	1	Spuren	○○●○
Kaffee mit 2 TL Sahne	0,2	1	0,5	6	○●○○
Kaffee mit 2 TL Vollmilch	0,2	2	1,5	1	○●○○
Kaffee, schwarz	0,2	0,5	0	Spuren	○○●○
Kaffee, schwarz, koffeinfrei	0,2	0,5	0	Spuren	**Erlaubt**
Kaffee, schwarz, mit 1 TL Zucker	0,2	5,5	5	Spuren	○●○○
Kirschsaft, sauer	0,2	23	14	0,6	○○●○
Kölsch	0,2	10	0,6	0	○●○○
Kräutertee	0,2	Spuren	Spuren	Spuren	**Erlaubt**
Latte macchiato	0,35	30	29	10	●○○○
Lift Apfelsaftschorle	0,2	12	4	0	○○●○
Likör, cremig	0,03	7	7	5	●○○○
Likör, klar	0,03	11	11	0	●○○○
Limettensaft	0,2	30	30	3	●○○○
Limonade mit Fruchtgeschmack	0,2	20	1,2	0	○○●○
Limonade mit Fruchtsäften	0,2	24	13	0	●○○○
Limonade, kalorienarm	0,2	0,9	0,5	0	○○●○
Limonade, selbst gemacht	0,25	15	15	Spuren	●○○○
Madeira	0,06	4	4	0	●○○○

Getränke

Produktbezeichnung	Portion (Gramm)	KH (Gramm)	Zucker (Gramm)	Fett (Gramm)	Empfehlung
Mandarinensaft	0,2	19	17	0,5	○ ○ ● ○
Marsala	0,06	4	4	0	● ○ ○ ○
Matetee	0,15	0	0	0	○ ○ ○ ●
Mehrfruchtnektar mit Süßstoff	0,2	11	7	0,3	● ○ ○ ○
Milchshake, versch. Sorten	0,24	35,5	34,9	7,2	● ○ ○ ○
Milchshake, angedickt	0,5	53	48	4	● ○ ○ ○
Milchshake, Banane	0,25	25	23	4	● ○ ○ ○
Milchshake, Erdbeere	0,25	25	23	4	● ○ ○ ○
Milchshake, Schokolade	0,25	25	22	4	● ○ ○ ○
Milchshake, Vanille	0,25	25	22	4	● ○ ○ ○
Mineralwasser	0,25	0	0	0	○ ○ ○ ●
Multivitaminnektar mit Süßstoff	0,2	13	6	0,3	● ○ ○ ○
Nektarinennektar	0,2	32	30	0,1	○ ○ ● ○
Orangenlimonade	0,2	14	0,7	0	○ ○ ● ○
Orangennektar	0,2	29	26	0,2	○ ● ○ ○
Orangennektar mit Süßstoff	0,2	8,7	5,4	0,2	● ○ ○ ○
Orangensaft aus Konzentrat	0,2	18	18	Spuren	○ ● ○ ○
Orangensaft, frisch gepresst	0,2	18	18	Spuren	○ ● ○ ○
Papayanektar	0,2	22	22	0	○ ● ○ ○
Passionsfruchtnektar	0,2	27	25	0,2	○ ● ○ ○
Pfefferminztee	0,13	0,3	0,1	0	○ ○ ○ ●
Pfirsichsaft	0,2	19	15	0,2	○ ○ ● ○
Pflaumensaft	0,2	21	9,5	0,3	○ ○ ● ○
Pflaumensaft, ungesüßt	0,2	32	28	Spuren	○ ● ○ ○
Portwein	0,06	7	7	0	● ○ ○ ○
Proteindrink (z. B. Slim Fast)	0,33	34,5	34,5	2,5	● ○ ○ ○
Red Bull u. Ä.	0,25	28	28	0	● ○ ○ ○
Rhabarbersaft	0,2	19	18	0,2	○ ○ ● ○
Rosé	0,12	3	3	0	○ ○ ○ ●
Rote-Bete-Saft	0,2	6	6	0,2	● ○ ○ ○
Rotwein	0,12	Spuren	Spuren	0	○ ○ ○ ●
Sanddornsaft	0,2	13	4,5	12	○ ○ ● ○
Sauerkrautsaft	0,2	0,5	0,2	0,5	○ ○ ● ○

Produktbezeichnung	Portion (Gramm)	KH (Gramm)	Zucker (Gramm)	Fett (Gramm)	Empfehlung
Schwarztee	0,2	Spuren	Spuren	Spuren	**Erlaubt**
Schwarztee mit 1 TL Milch	0,2	1	1	1	**Erlaubt**
Schwarztee mit 1 TL Zucker	0,2	5	5	Spuren	orange
Sekt	0,12	6	6	0	green
Selleriesaft	0,2	4	3	0,5	green
Sherry	0,06	4	4	0	red
Sodawasser	0,25	0	0	0	**Erlaubt**
Spirituosen	0,03	Spuren	Spuren	0	orange
Sprite, normal	0,33	35	52	0	red
Tomatensaft	0,2	4,2	0,3	0,3	green
Tomatensaft, ungesüßt	0,2	6	6	Spuren	green
Tonic Water	0,25	22	22	0	red
Tonic Water, light	0,25	Spuren	Spuren	0	yellow
Traubensaft	0,2	25	25	Spuren	orange
Traubensaft, weiß	0,2	36	23	0,2	yellow
Weinschorle	0,2	3	0,5	0	yellow
Weißwein, trocken	0,12	1	1	0	green
Zitronensaft	0,2	39,7	34,8	0,9	yellow
Zwetschgennektar	0,2	25,6	24,5	0,1	orange

Getreide und Reis

Sie dürfen Getreide häufig genießen – wenn Sie die richtigen Sorten auswählen. Je vollständiger das Korn, desto höher ist der Anteil an Ballast- und Nährstoffen. Ganze Körner von Weizen, Roggen, Gerste, Mais und einigen Reissorten sind reich an Kleie, Vitaminen der B-Gruppe, Eisen und anderen wertvollen Mineralien. Lassen Sie die Finger von weißem Reis, der bei seiner Verarbeitung die meisten Nährstoffe eingebüßt hat. Vollkornreis ist eine wesentlich bessere Quelle für B-Vitamine, Mineralien und Ballaststoffe. Wildreis wird häufig gemischt mit weißem oder Vollkornreis zubereitet. Er ist sehr nährstoffreich und sein Glyx liegt sehr niedrig. Übrigens ist auch Couscous eine gute Alternative zu weißem Reis und Kartoffeln, da auch sein Glyx sehr niedrig liegt.

Produktbezeichnung	Portion (Gramm)	KH (Gramm)	Zucker (Gramm)	Fett (Gramm)	Empfehlung
Basmatireis, gekocht	175	49	Spuren	0,5	● gelb
Buchweizen, gekocht	50	10	0,5	0,5	● grün
Bulgur, gekocht	100	18	Spuren	Spuren	● grün
Couscous	75	19	2	1	● gelb
Duftreis, gekocht	170	51	Spuren	2	● rot
Gerstengraupen, gekocht	100	28	Spuren	Spuren	● grün
Hafergrütze, gekocht	100	11	1,5	1	● grün
Hirse	75	18	Spuren	Spuren	● rot
Klebreis, gekocht	170	51	Spuren	2	● rot
Maismehl, 1 EL	1 EL	28	Spuren	Spuren	● orange
Milchreis, m. Milch u. Zucker gekocht	170	33	18	7	● rot
Nasi Goreng	550	93	0,7	33	● rot
Paella	550	70	1,5	49	● rot
Polenta, gekocht	100	19	Spuren	Spuren	● gelb
Reis, braun, gekocht	170	54	1	2	● grün
Reis, braun, schnell kochend, gekocht	170	55	1	2	● rot
Reis, geschält, gekocht	100	30	Spuren	1	● rot
Reis, Langkorn, weiß	170	50	Spuren	2	● gelb
Reis, parboiled, gegart	100	24	Spuren	1	● rot
Reis, rot, aus der Camargue, gekocht	170	32	1	1	● grün
Reis, weiß, schnell kochend, gekocht	170	53	Spuren	2	● rot
Reismehl, 1 EL	15	11,7	0	0,2	● gelb
Risottoreis, gekocht	170	48	Spuren	1	● rot
Roggen, ganze Körner	75	20	Spuren	1	● grün
Weizenkeime, 1 EL	1 EL	5	2	1	● grün
Weizenmehl Typ 405	10	7	0,1	0,1	● rot
Wildreis, gekocht	170	47	1	3	● grün

Kalte Saucen, Pickles und Dips

Pickles, Dips, Chilisaucen und ähnliche Genüsse sind im Rahmen der South Beach Diät kein Problem, solange Sie keine zuckerhaltigen Sorten verwenden.

Produktbezeichnung	Portion (Gramm)	KH (Gramm)	Zucker (Gramm)	Fett (Gramm)	Empfehlung
Apfel- oder Tomatenchutney	15	7	7	Spuren	○ ○ ● ○
Dillgurken	90	2	2	Spuren	○ ○ ● ○
Harissapaste	15	0	0	8	○ ○ ○ ●
Lime Pickle, indisch	5	Spuren	Spuren	Spuren	○ ○ ○ ●
Mangochutney	15	7	7	2	○ ○ ● ○
Paprikaschoten, gegart	150	4,5	2,5	0,4	○ ○ ○ ●
Piccalilli	15	3	2	Spuren	○ ○ ● ○
Rotkohl, sauer eingelegt	50	2	Spuren	Spuren	○ ○ ○ ●
Sauerkraut, abgetropft	75	1	1	Spuren	○ ○ ○ ●

Käse und Käseprodukte

Vollmilchkäse ist eine Quelle für gesättigte Fettsäuren, deshalb sollten Sie bei den meisten Mahlzeiten mageren oder fettfreien Käse bevorzugen. Mozzarella zum Beispiel ist eine bequeme und gesunde Zwischenmahlzeit. Aber natürlich spricht nichts dagegen, ab und zu eine kleine Menge aromatischen Käse zu genießen, beispielsweise Blauschimmelkäse, Feta, Ziegenkäse oder Parmesan, denn hier reicht eine kleine Menge aus, um den Geschmack einer Mahlzeit zu verbessern, ohne dass deshalb zu viel gesättigte Fettsäuren ins Spiel kommen.

Produktbezeichnung	Portion (Gramm)	KH (Gramm)	Zucker (Gramm)	Fett (Gramm)	Empfehlung
Appenzeller, 50 % F. i. Tr.	30	0	0	9,5	● ○ ○ ○
Bergkäse, 45 % F. i. Tr.	30	0	0	9	● ○ ○ ○
Blauschimmelkäse	30	0	0	11	○ ○ ● ○
Brie, halbfett	30	0	0	4,5	○ ○ ● ○
Brie, Rahmstufe	30	0	0	9	● ○ ○ ○
Butterkäse, 45 % F. i. Tr.	30	0	0	7,1	● ○ ○ ○
Camembert	30	0	0	7	● ○ ○ ○
Cheddar, 3 % Fett	30	0	0	1	○ ○ ○ ●
Cheddar, halbfett	30	0	0	5	○ ○ ● ○
Cheddar, normal	30	0	0	10	● ○ ○ ○

Käse und Käseprodukte

Produktbezeichnung	Portion (Gramm)	KH (Gramm)	Zucker (Gramm)	Fett (Gramm)	Empfehlung
Chester, 45 % F.i.Tr.	30	0	0	8,6	● ○ ○ ○ (rot)
Edamer, fettarm	30	0	0	4	○ ○ ● ○ (gelb)
Edamer, normal	30	0	0	8	● ○ ○ ○ (rot)
Edelpilzkäse 45 % F.i.Tr.	30	0	0	7,2	○ ○ ● ○ (gelb)
Emmentaler, fettarm	30	1	1	2	○ ○ ○ ● (grün)
Emmentaler, normal	30	0	0	9	● ○ ○ ○ (rot)
Esrom, 45 % F.i.Tr.	30	0	0	7,5	● ○ ○ ○ (rot)
Feta (Schafskäse)	30	0,5	0,5	6	○ ○ ● ○ (gelb)
Frischkäse mit Früchten, gesüßt	100	14	13	6	● ○ ○ ○ (rot)
Frischkäse, normal	100	4	4	8	○ ○ ● ○ (gelb)
Frischkäse, fast fettfrei	100	5	4	Spuren	○ ○ ○ ● (grün)
Gorgonzola	30	0	0	9	● ○ ○ ○ (rot)
Gouda	30	Spuren	Spuren	9	● ○ ○ ○ (rot)
Gruyere, Greyerzer	30	Spuren	Spuren	10	● ○ ○ ○ (rot)
Halloumi	30	1	1	7	● ○ ○ ○ (rot)
Havarti, 45 % F.i.Tr.	30	0	0	7,6	● ○ ○ ○ (rot)
Hüttenkäse, 1,5 % Fett	115	8	8	1,5	○ ○ ● ○ (gelb)
Hüttenkäse, 1,5 % – 3 % Fett	115	6	6	3,5	○ ● ○ ○ (orange)
Hüttenkäse, hohe Fettstufen	115	6	6	4,5	● ○ ○ ○ (rot)
Hüttenkäse, fast fettfrei	115	8	8	0,5	○ ○ ○ ● (grün)
Jarlsberg	30	0	0	8	● ○ ○ ○ (rot)
Käsefondue	270	4,8	0,2	53,3	● ○ ○ ○ (rot)
Käsenockerln	200	29,1	0,3	30	● ○ ○ ○ (rot)
Käsesalat	200	8,5	4,7	29	● ○ ○ ○ (rot)
Kochkäse, 30 % F.i.Tr.	30	1	1	3	○ ○ ● ○ (gelb)
Kochkäse, Magerstufe	30	1,2	1	0,2	○ ○ ○ ● (grün)
Limburger, 20 % F.i.Tr.	30	0	0	3	○ ○ ○ ● (grün)
Limburger, 40 % F.i.Tr.	30	0	0	6	○ ○ ● ○ (gelb)
Mascarpone	30	1,5	1,5	12	● ○ ○ ○ (rot)
Mozzarella aus Büffelmilch	30	0	0	8	○ ○ ○ ● (grün)
Mozzarella, fettarm	30	0,5	0,5	3	○ ○ ○ ● (grün)
Mozzarella, normal	30	0,5	0,5	6	○ ○ ● ○ (gelb)
Münsterkäse, 45 % F.i.Tr.	30	0	0	7	● ○ ○ ○ (rot)

Produktbezeichnung	Portion (Gramm)	KH (Gramm)	Zucker (Gramm)	Fett (Gramm)	Empfehlung
Parmesan am Stück	30	Spuren	Spuren	9	○○●○
Parmesan gerieben	30	Spuren	Spuren	5	○○○●
Pecorino	30	0	0	9	●○○○
Quark, Magerstufe	100	4	4	Spuren	○○●○
Raclettekäse, 50 % F. i. Tr.	30	0	0	9	●○○○
Ricotta	30	1	1	3	○○○●
Romadur, 45 % F. i. Tr.	30	0	0	7	●○○○
Roquefort	30	0	0	10	○○●○
Stilton	30	Spuren	Spuren	10	○○●○
Streichkäse, light	30	1	1	2	○○○●
Streichkäse, Rahmstufe	30	0	0	10	●○○○
Toastkäse, fettarm	20	1	1	3	○○●○
Toastkäse, normal	20	1	1	5	○○●○
Toastkäse, fast fettfrei	20	1	1	0,5	○○○●
Ziegenkäse, hart	30	0	0	9	○○●○
Ziegenkäse, weich	30	0	0	8	○○●○

Kuchen und Kekse

Viele Lebensmittelhersteller benutzen gehärtete (oder teilweise gehärtete) Fette, so genannte trans-Fette, als Ersatz für die früher verwendeten gesättigten Fettsäuren, um auf diese Weise die Haltbarkeit ihrer Produkte zu verlängern. Trans-Fette sind besonders verbreitet in industriell gefertigten Kuchen, Keksen und Backmischungen. Sie sind noch schädlicher als gesättigte Fettsäuren und sollten so weit wie möglich gemieden werden.

Produktbezeichnung	Portion (Gramm)	KH (Gramm)	Zucker (Gramm)	Fett (Gramm)	Empfehlung
Amerikaner	100	53	29	8,8	●○○○
Apfelauflauf	250	80	55	5	●○○○
Apfelkuchen, gedeckt, Hefeteig	100	31	13,4	4	●○○○
Apfelkuchen, gedeckt, Mürbteig	100	51,2	13,9	26,8	●○○○
Apfelpfannkuchen	150	24	11,5	14	●○○○

Kuchen und Kekse

Produktbezeichnung	Portion (Gramm)	KH (Gramm)	Zucker (Gramm)	Fett (Gramm)	Empfehlung
Apfelstrudel	100	41	26	11	●○○○
Baumkuchen	50	26	11,2	25,6	●○○○
Bienenstich, Hefeteig	100	33	16	16	●○○○
Blätterteig	100	35	23	0,8	●○○○
Brandteig	100	16	13	0,8	●○○○
Buttercremetorte, Bisquit	100	31	19	19	●○○○
Buttergebäck	50	30	13	13	●○○○
Butterkuchen	100	47	9	18	●○○○
Dresdner Stollen	100	47	21	12	●○○○
Eclair mit Schokoladenfüllung	60	16	4	18	●○○○
Eierpfannkuchen	250	55	25	1	●○○○
Elisenlebkuchen	25	12	5	15	●○○○
Frankfurter Kranz	70	22	16	17	●○○○
Germknödel	330	90	46	60	●○○○
Gewürzkuchen, Rührteig	70	33	11	20	●○○○
Glutenfreie Plätzchen	20	11	3,6	5,2	○●○○
Glutenfreie Waffeln	20	12	7	5,7	○●○○
Hefeschnecke	65	30	6,5	4,2	●○○○
Hefeteig	100	44	11	9	●○○○
Hefezopf	100	47	10,7	8	●○○○
Honigkuchen	70	47	4,2	1	●○○○
Jaffa cake	100	9	6	1	●○○○
Kaiserschmarrn	250	48	24	15	●○○○
Käsekuchen, einfach	75	26	19	10	●○○○
Käsekuchen, Mürbteig	100	28	13	14	●○○○
Käsesahnetorte	120	38	32	32	●○○○
Käsetorte, Rührteig	100	43	15	20	●○○○
Kirschstrudel	150	52	10,5	15	●○○○
Kirschtorte, Mürbteig	120	42	18	18	●○○○
Königskuchen	70	34	10	13	●○○○
Linzer Torte	120	52	29	33	●○○○
Malzplätzchen	30	20	7	1	○●○○
Mandelgebäck, Mürbteig	50	26	13	15	●○○○

Produktbezeichnung	Portion (Gramm)	KH (Gramm)	Zucker (Gramm)	Fett (Gramm)	Empfehlung
Marmorkuchen	70	30	16	18	●○○○
Marzipanstollen	100	47	18	19	●○○○
Mohnstollen	100	38	19	18	●○○○
Möhren-Nuss-Torte	100	35,2	16,6	30	●○○○
Mokkasahnetorte	100	27,5	17,1	20,4	●○○○
Mokkaspeise	250	56	8,2	35	●○○○
Napfkuchen, Hefeteig	100	43	17	17	●○○○
Nürnberger Lebkuchen	40	25	6	13	●○○○
Nusskuchen	50	17	16	12	●○○○
Nusskuchen, Fertigmischung	60	30	20	10	●○○○
Nussplätzchen	50	24	14	14	●○○○
Nusssahnetorte	120	32	29	20	●○○○
Obstkuchen aus Rührmasse	150	43	15	24	●○○○
Obstkuchen, Hefeteig	150	37,5	5,1	8	●○○○
Obsttörtchen, Mürbteig	100	25	10	2	●○○○
Obsttorte, Mürbteig	120	29	14,5	6	●○○○
Pfannkuchen	250	56,4	15,3	26	●○○○
Pfannkuchen mit Konfitüre	250	45	23,3	20,6	●○○○
Pfefferkuchen	50	33	5	13	●○○○
Pflaumen-Nuss-Streuselk., Fertigmi.	150	31	7,5	20	●○○○
Pflaumenstreuselkuchen, Fertigmi.	150	31	20	6	●○○○
Plätzchen, Mürbteig	50	28	12,2	13	●○○○
Plätzchen, Rührteig	50	26	4,5	14	●○○○
Prinzregententorte	100	35	25,9	26	●○○○
Quarkstrudel	150	42	12	12	●○○○
Quarktasche	50	20,4	2,6	10	●○○○
Rhabarberkuchen mit Baiser	120	24,5	11,5	16,6	●○○○
Rosinenbrot glutenfrei	30	24,7	3,3	2,3	●○○○
Russisch Brot	25	20,8	Spuren	10	○●○○
Sachertorte	120	54,8	17,4	40	●○○○
Sandkuchen	70	31,2	18	19	●○○○
Schokoladenkuchen	70	28,7	12,5	12,8	●○○○
Schokoladenkuchen m. Schokoglasur	75	42	33	11	●○○○

Produktbezeichnung	Portion (Gramm)	KH (Gramm)	Zucker (Gramm)	Fett (Gramm)	Empfehlung
Schokoladensahnetorte	100	25,2	22,6	16	●○○○
Schwarzwälder Kirschtorte	120	25,7	13,4	19,3	●○○○
Shortbread	100	8	2	4	●○○○
Streuselkuchen, Hefeteig	100	54,5	17	14,9	●○○○
Teekuchen	60	35	10	5	●○○○
Topfenpalatschinken	200	47,2	38	23,1	●○○○
Topfenstrudel	180	53,6	20	13	●○○○
Tortenboden Mürbteig	120	69,3	25,1	33,7	●○○○
Vollkornkeks	50	25,9	1	12,1	●○○○
Vollkornkeks mit Schokolade	50	26,1	9,3	12,8	●○○○
Waffeln, gebacken	150	47,7	18,6	46,3	●○○○
Windbeutel	100	37	3,4	27,6	●○○○
Zimtsterne	25	11	10,9	6,6	○●○○
Zitronenkuchen, Fertigmischung	60	29,6	0,2	19,6	●○○○
Zwetschgenkuchen, Hefeteig	150	42	8	5,9	●○○○

Milch, Milchprodukte und Ersatzstoffe

Molkereiprodukte sind hervorragende Quellen für Kalzium und Eiweiß und gerade daher als Zwischenmahlzeit gut geeignet. Allerdings enthalten Produkte aus Vollmilch, wie z.B. Butter, Käse, Milch, Sahne und Eiscreme, große Mengen an gesättigten Fettsäuren.

Wenn Sie Milchprodukte auswählen, nehmen Sie entrahmte oder teilentrahmte (fettarme) Milch, fettreduzierten Käse und Naturjogurt mit wenig oder gar keinem Fett. Diese Produkte enthalten den Milchzucker Laktose, der einen einigermaßen niedrigen Glyx hat, niedriger als andere Einfachzucker. Achten Sie auch auf fettarme Sojamilch und Sojagetränke, die mehr Eiweiß und weniger Fett enthalten als Kuhmilch.

Produktbezeichnung	Portion (Gramm)	KH (Gramm)	Zucker (Gramm)	Fett (Gramm)	Empfehlung
Alpro Soja Cuisine	25	0,4	0,4	4,3	○○○●
Alpro Soja Dessert Caramel	125	17,5	13,8	2,1	●○○○

Milch, Milchprodukte und Ersatzstoffe

Produktbezeichnung	Portion (Gramm)	KH (Gramm)	Zucker (Gramm)	Fett (Gramm)	Empfehlung
Alpro Soja Dessert Schoko	125	16,4	12,5	2,1	●○○○
Alpro Soja Dessert Vanille	125	16,6	12,5	2,3	●○○○
Alpro Soja Drink Bio-Natur	250	7,8	7,3	5,5	○●○○
Alpro Soja Drink Schoko	250	25,5	24,3	5,5	●○○○
Alpro Soja Drink Vanille	250	21,8	21,5	5,5	●○○○
Alpro Soja Yofu Bio-Natur	125	4	2,6	3,4	○●○○
Alpro Soja Yofu Erdbeer	125	14,4	13,3	2,8	●○○○
Buttermilch	150	9	8	Spuren	○○○●
Buttermilch mit Fruchtzubereitung	200	29	22	0,9	●○○○
Creme double, 48 % Fett	15	Spuren	Spuren	8	●○○○
Crème fraîche	15	Spuren	Spuren	6	●○○○
Crème fraiche, 30 % Fett	25	0,6	0,1	7,5	●○○○
Crème fraîche, fettreduziert	15	0,5	0,5	3	●○○○
Diätfruchtbuttermilch Erdbeer	200	9,8	7,7	1,1	○○●○
Diätfruchtjogurt	150	6,8	4,6	5,2	○○●○
Dickmilch mit Früchten, 1,5 % Fett	150	21,2	16	1,9	●○○○
Dickmilch mit Früchten, 3,5 % Fett	150	21,1	16	4,4	●○○○
Dickmilch, 1,5 % Fett	150	6,2	0,1	2,3	○○●○
Dickmilch, 3,5 % Fett	150	6	0,1	5,3	○●○○
Dickmilch, 10 % Fett	150	5,6	0,1	15	○○●○
Frischkäse mit Früchten, gesüßt	100	14	13	6	○○●○
Frischkäse, natur	100	4	4	8	○○●○
Frischkäse, praktisch fettfrei	100	5	4	Spuren	○○○●
Fruchtdickmilch mit Süßstoff	150	6,8	0,4	4,8	○○●○
Früchtequark mit Süßstoff	150	6,0	0,3	0,3	○○●○
Fruchtjogurt mit Süßstoff	150	6,8	0,3	5,2	○●○○
Hafertrunk	0,25 l	16	10	4	○○●○
Jogurt mit Früchten, 1,5 % Fett	150	21	15	2	●○○○
Jogurt mit Früchten, 3,5 % Fett	150	21	15	5	●○○○
Jogurt m. Früchten, fettarm, gesüßt	0,125 l	17	16	1	●○○○
Jogurt m. Früchten, fettfrei, gesüßt	0,125 l	9	8	Spuren	●○○○
Jogurt m. Früchten, Vollmilch, gesüßt	0,125 l	22	21	4	●○○○
Jogurt mit Müsli	150	26	8,5	6	●○○○

Milch, Milchprodukte und Ersatzstoffe

Produktbezeichnung	Portion (Gramm)	KH (Gramm)	Zucker (Gramm)	Fett (Gramm)	Empfehlung
Jogurt, 1,5 % Fett	150	6,2	0,1	2,3	○ ○ ● ○
Jogurt, 3,5 % Fett	150	6	0,1	6	○ ○ ● ○
Jogurt, natur, fettarm	0,125 l	8	8	1	○ ○ ● ○
Jogurt, natur, fettfrei	0,125 l	8	8	Spuren	○ ○ ○ ●
Jogurt, natur, Vollmilch	0,125 l	10	10	4	● ○ ○ ○
Jogurtferment-Getränk (z.B. Yakult)	0,065 l	18	18	Spuren	○ ○ ● ○
Kaffeesahne, 15 %	5	0,2	0	0,8	○ ○ ● ○
Kaffeeweißer, Pulver	5	2	2	1	○ ○ ● ○
Kefir mit Früchten, 1,5 % Fett	150	21	15	2	● ○ ○ ○
Kefir mit Früchten, 3,5 % Fett	150	21,1	15	4,4	● ○ ○ ○
Kefir, 1,5 % Fett	150	6,2	0,1	2	○ ○ ● ○
Kefir, 3,5 % Fett	150	6	0,1	5,3	○ ● ○ ○
Kondensmilch, 10 % Fett	15	2	1,5	1,5	● ○ ○ ○
Kräuterquark	50	6,4	5,7	2	○ ○ ● ○
Kuhmilch, entrahmt	0,25 l	11	11	0,5	○ ○ ○ ●
Kuhmilch, H-Milch, entrahmt	0,25 l	10	10	0,5	○ ○ ○ ●
Kuhmilch, H-Milch, teilentrahmt	0,25 l	12	12	4	○ ● ○ ○
Kuhmilch, H-Milch, Vollmilch	0,25 l	12	12	10	● ○ ○ ○
Kuhmilch, teilentrahmt	0,25 l	12	12	4	○ ● ○ ○
Kuhmilch, Vollmilch	0,25 l	11	11	10	● ○ ○ ○
Milchpulver, entrahmt	30	16	16	Spuren	○ ○ ○ ●
Milchpulver, Vollmilch	30	13	13	8	● ○ ○ ○
Milchreis mit Beeren	250	40	1	4,8	● ○ ○ ○
Milchreis mit Früchten	250	65	27,5	5	● ○ ○ ○
Milchreis mit Zucker und Zimt	250	52	4	8	● ○ ○ ○
Molke	200	9,4	0,1	0,5	○ ○ ○ ●
Quark mit Früchten, 40 % F. i. Tr.	100	17	13	5	● ○ ○ ○
Quark mit Früchten, Magerstufe	100	18	12	0,7	● ○ ○ ○
Quark mit Kräutern, 40 % F. i.Tr.	30	1,3	4	13	● ○ ○ ○
Quark, 20 % F.i.Tr.	30	1	1	1,3	○ ○ ● ○
Quark, Magerstufe	30	1,2	0,1	0,1	○ ○ ○ ●
Reistrunk	0,25 l	24	13	3	○ ● ○ ○
Sahne, 19 % Fett, 1 EL	15	Spuren	Spuren	3	● ○ ○ ○

Produktbezeichnung	Portion (Gramm)	KH (Gramm)	Zucker (Gramm)	Fett (Gramm)	Empfehlung
Sahne, 39 % Fett, 1 EL	15	Spuren	Spuren	6	●○○○
Sauerrahm, 1 EL	15	0,5	0,5	3	○○●○
Sauerrahm, fettreduziert, 1 EL	15	1	1	2	○○●○
Saure Sahne 10 % Fett	25	1	13	2,5	○○●○
Schafsmilch	150	7	0,1	8,3	○●○○
Schmant, 20 % Fett	25	1	0,1	5	○●○○
Schnittlauchquark	90	3	0,1	7	○●○○
Schnittlauchquark, mager	90	3,8	0,1	0,8	○○○●
Schokomilch, angedickt, a. Vollmilch	0,2 l	30	22	8	●○○○
Schokomilch, fettreduziert	0,2 l	18	16	3	○●○○
Sojajogurt	125	5	4	5	○○○●
Soja-»Sahne«, 1 EL	15	Spuren	Spuren	3	○○●○
Sojamilch, natur, gesüßt	0,25 l	6	5	6	○○●○
Sojamilch, natur, ungesüßt	0,25 l	1	0,5	4	○○○●
Trinkjogurt, 3,5 % Fett	150	8	6	5,3	○●○○
Trinkjogurt, fettfrei, probiotisch	0,2 l	14	10	Spuren	○○●○
Trinkjogurt, Vollmilch, gesüßt	0,2 l	20	28	3	●○○○
Ziegenmilch	0,25 l	11	11	9	●○○○

Nudeln und Nudelgerichte

Vollwert- und Vollkornnudeln sind die beste Wahl, wenn Sie sich der South Beach Diät anvertrauen. Wir empfehlen Ihnen außerdem, die Nudeln nur bissfest, »al dente«, zu kochen. Machen Sie insgesamt Ihre Nudelportionen kleiner; essen Sie Nudeln eher als Beilage zu Fisch oder Geflügel als in Form eines Hauptgerichtes. 90 g trockene Nudeln ergeben 230 g für ein ausreichendes Nudelgericht.

Genießen Sie Ihre Nudeln, wenn Sie nicht gänzlich darauf verzichten wollen, mit einer zuckerarmen Tomatensauce. Die Forschung hat gezeigt, dass das Lykopin in Nudeln besser vom Körper aufgenommen wird, wenn es in Tomatensauce oder Tomatenmark verarbeitet ist. Das ist deshalb wichtig, weil Lykopin, ein hervorragender Mikronährstoff, die Zellen vor Schadstoffen schützt und damit beispielsweise das Prostatakrebsrisiko bei Männern vermindern kann.

Nudeln und Nudelgerichte

Produktbezeichnung	Portion (Gramm)	KH (Gramm)	Zucker (Gramm)	Fett (Gramm)	Empfehlung
Bandnudeln, Eiernudeln, grün	230	30	0,5	1	○●○○
Cannelloni überbacken	200	32	0,3	10	●○○○
Eiernudeln, frisch, o. Zus., grün o. rot	230	30	0,5	1	○●○○
Fadennudeln, Hartweizen	230	45	1	1	○●○○
Gnocchi	200	35	2	0,5	●○○○
Käsespätzle	200	32	0,2	23	●○○○
Lasagne al forno	200	15	0,1	19	●○○○
Lasagne Bolognese, selbst gemacht	200	30	5	21	○●○○
Lasagne, veget. m. Spinat, s. gemacht	200	30	9	8	○●○○
Leberspätzle	200	48	1,2	12	●○○○
Linguine, Hartweizen	230	45	1	1	○●○○
Maisnudeln	230	45	2	2	●○○○
Makkaroni mit Käse	200	24	5	20	●○○○
Makkaroni mit Tomatensauce	200	35	0,1	10	○●○○
Makkaroni, Hartweizen	230	45	1	1	○●○○
Makkaroni, Vollkorn	230	50	2	2	○●○○
Makkaroniauflauf mit Schinken	200	28	0,6	14	●○○○
Miracoli Spaghetti Carbonara	200	45	4,4	11	●○○○
Miracoli Spaghetti mit Tomatensauce	200	42	6	5,8	○●○○
Muschelnudeln und Spirelli	230	45	1	1	○●○○
Nudeln gegart, eifrei	125	38	0,4	0,6	●○○○
Nudeln gegart mit Ei	125	31	0,3	1,2	●○○○
Nudeln grün mit Gorgonzolasoße	250	37	0,4	15	●○○○
Nudeln selbst gemacht	200	46	0,4	7	●○○○
Nudeln selbst gemacht mit Ei	200	46	0,4	8,5	●○○○
Nudelsalat mit Mayonnaise	350	42	0,9	38	●○○○
Nudelauflauf mit Käse	200	24	0,1	23	●○○○
Nudelauflauf m. Schinken überbacken	200	40	0,4	10	●○○○
Ravioli mit Fleischfüllung und Sauce	200	25	5	15	●○○○
Ravioli mit Fleischfüllung ohne Sauce	170	20	4	10	●○○○
Ravioli mit Tomatensauce	200	20	4	4	○○●○
Spagetti Bolognese	200	10	3	19	●○○○
Spagetti Carbonara	200	25	2	38	●○○○

Produktbezeichnung	Portion (Gramm)	KH (Gramm)	Zucker (Gramm)	Fett (Gramm)	Empfehlung
Spagetti mit Tomatensauce	200	28	11	20	○ ● ○ ○
Spagetti, Hartweizen	230	51	1	2	○ ● ○ ○
Spagetti, Vollkorn	230	53	3	2	○ ○ ● ○
Spätzle	50	34	0,2	1,4	○ ● ○ ○
Tagliatelle, grün, mit Muscheln	250	37,1	0,2	7,7	○ ● ○ ○
Tortellini mit Käsefüllung, ohne Sauce	170	32	2	8	● ○ ○ ○
Tortellini m. Spinat-Ricotta-F., o. S.	170	32	2	7	● ○ ○ ○

Nüsse, Nussprodukte und Sämereien

Die Hinweise auf die positiven gesundheitlichen Auswirkungen von Nüssen häufen sich. Nüsse sind eine sehr gute Quelle für günstige Fette und Eiweiß und sie scheinen sich positiv auf das Herzinfarkt-Risiko auszuwirken. Mandeln, Paranüsse, Erdnüsse, Pistazien und viele andere Sorten sind auf jeden Fall eine gute Wahl.

Natürliche Nussbutter hat offenbar dieselben günstigen Auswirkungen auf die Gesundheit wie ganze Nüsse. Aber es macht Sinn, die Etiketten sorgfältig zu lesen, um sicher zu gehen, dass keine trans-Fette enthalten sind. Und achten Sie darauf, dass die Nüsse frisch sind.

Produktbezeichnung	Portion (Gramm)	KH (Gramm)	Zucker (Gramm)	Fett (Gramm)	Empfehlung
Bucheckern, 1 EL	15	6	0,1	10	○ ○ ○ ●
Cashews, geröstet	30	6	2	15	○ ○ ○ ●
Erdnussbutter, fettreduziert, 1 EL	15	6	2	7	○ ○ ○ ●
Erdnussbutter, ungezuckert, 1 EL	15	2	1	10	○ ○ ○ ●
Erdnüsse, geröstet	30	2	1	16	○ ○ ○ ●
Haselnusscreme, ungesüsst, 1 EL	15	3	1	11	○ ○ ○ ●
Haselnüsse	30	2	1	19	○ ○ ○ ●
Kastanien, geröstet	30	11	2	1	○ ○ ● ○
Kastanienpüree	30	7	Spuren	Spuren	○ ○ ● ○
Kastanienpüree, gesüßt	30	8	2	Spuren	○ ● ○ ○
Kokosmilch, ungesüßt, 2 El	30	1,5	0,5	5	○ ○ ● ○

Produktbezeichnung	Portion (Gramm)	KH (Gramm)	Zucker (Gramm)	Fett (Gramm)	Empfehlung
Kokosnuss, frisches Fleisch	30	1	1	10	○ ○ ● ○
Kokosnuss, getrocknet, ungesüßt	30	2	2	19	○ ● ○ ○
Kokosnusscreme, Block	30	8	2	21	● ○ ○ ○
Kürbiskerne, 1 EL	15	2	Spuren	7	○ ○ ○ ●
Leinsamen, 1 EL	15	3	Spuren	5	○ ○ ○ ●
Macadamianüsse	30	1,5	1	23	○ ○ ○ ●
Mandeln	30	2	1	17	○ ○ ○ ●
Mohn, 1 El	15	3	Spuren	6	○ ○ ○ ●
Paranüsse	30	1	0,5	20	○ ○ ○ ●
Pecannüsse	30	2	1	21	○ ○ ○ ●
Pilaw-Reis	250	81	0,5	25	● ○ ○ ○
Pinienkerne	30	1	1	20	○ ○ ○ ●
Pistazien	30	2	1,5	17	○ ○ ○ ●
Sesamsaat, 1 EL	15	Spuren	Spuren	9	○ ○ ○ ●
Sonnenblumenkerne, 1 EL	15	3	Spuren	7	○ ○ ○ ●
Tahini (Sesampaste), 1 EL	15	Spuren	Spuren	12	○ ○ ○ ●
Walnüsse	30	1	1	20	○ ○ ○ ●

Pizza

Wenn Pizza zu Ihren Lieblingsgerichten gehört, suchen Sie sich Sorten mit dünnem Teig aus und wählen Sie eher Varianten mit Gemüse: Tomaten, Paprika, Zwiebeln, Pilze. Pizza mit dickem Teig ist eher ungünstig. Halten Sie sich auch von Belägen fern, die reich an gesättigten Fettsäuren sind, beispielsweise Hartkäse, Pepperoni und Wurst. Die Tomatensauce, die auf den meisten Pizzasorten zu finden ist, kann bei der Krebsvorbeugung helfen, denn sie enthält Lykopin, ein Antioxidanz, das in allen Tomatenzubereitungen enthalten ist.

Produktbezeichnung	Portion (Gramm)	KH (Gramm)	Zucker (Gramm)	Fett (Gramm)	Empfehlung
Dr. Oetker Big American Hawaii	465	136,8	12	41,3	● ○ ○ ○
Dr. Oetker Big American California	490	129,2	12	56,4	● ○ ○ ○

Produktbezeichnung	Portion (Gramm)	KH (Gramm)	Zucker (Gramm)	Fett (Gramm)	Empfehlung
Dr. Oetker Big American Supreme	460	132,8	11	52,2	●○○○
Dr. Oetker Big American Texas	435	126,7	9	58,7	●○○○
Dr. Oetker Culinaria Greek Style	340	85,3	7	4,1	●○○○
Dr. Oetker Culinaria Indian Style	415	100,4	7	39,4	●○○○
Dr. Oetker Culinaria Puszta Style	365	89,9	7	43,3	●○○○
Dr. Oetker Culinaria Turkish Style	400	89,2	7	38,7	●○○○
Dr. Oetker Ofenfr. Schinken-Champ.	380	104,2	7	17,5	●○○○
Dr. Oetker Ofenfrische Grill-Gemüse	390	90,8	7	31,4	●○○○
Dr. Oetker Ofenfrische Mozzarella	335	81,9	7	49	●○○○
Dr. Oetker Ofenfrische Pep. Salami	400	105,5	8	34	●○○○
Dr. Oetker Ofenfrische Salami	380	104,7	7	32,3	●○○○
Dr. Oetker Ofenfr. Schinken-Ananas	380	109,6	9	25,3	●○○○
Dr. Oetker Ofenfrische Speciale	405	105,2	8	31,8	●○○○
Dr. Oetker Ofenfrische Thunfisch	420	107	8	22,9	●○○○
Dr. Oetker Ofenfrische Vier Käse	395	105,9	8	33,8	●○○○
Dr. Oetker Calzone Speciale	290	64,1	6	46,4	●○○○
Dr. Oetker Ristorante Funghi	365	82,1	6	46,7	●○○○
Dr. Oetker Ristorante Hawaii	350	88,6	9	32,6	●○○○
Dr. Oetker Ristorante Mozzarella	335	81,9	6	49	●○○○
Dr. Oetker Ristorante Pasta	410	109,1	10	36,5	●○○○
Dr. Oetker Ristorante Pollo	355	83	6	33,7	●○○○
Dr. Oetker Ristorante Pomodori	355	84,4	8	34,5	●○○○
Dr. Oetker Ristorante Prosciutto	340	83,5	8	33	●○○○
Dr. Oetker Ristor. Quattro Formaggi	350	83,5	8	50,1	●○○○
Dr. Oetker Ristor. Quattro Stagioni	380	84,1	8	45,6	●○○○
Dr. Oetker Ristorante Salame	320	84,3	7	49	●○○○
Dr. Oetker Ristorante Speciale	340	82,9	8	44,1	●○○○
Dr. Oetker Ristorante Spinaci	390	83,6	8	46,8	●○○○
Dr. Oetker Ristorante Tonno	355	85,8	8	54,1	●○○○
Dr. Oetker Ristorante Vegetale	370	88,5	10	33,2	●○○○
Gemüse mit dickem Teig	170	58	4	12	●○○○
Gemüse mit dünnem Teig	150	44	3	10	○○●○
Hackfleisch mit dünnem Teig	150	43	3	16	●○○○

Produktbezeichnung	Portion (Gramm)	KH (Gramm)	Zucker (Gramm)	Fett (Gramm)	Empfehlung
Hähnchen mit dünnem Teig	150	53	4	14	● rot
Margerita mit dickem Teig	170	60	4	13	● rot
Margerita mit dünnem Teig	125	42	3	13	● gelb
Marinara ohne Käse mit dünnem Teig	150	42	3	11	● gelb
Peperoni mit dickem Teig	170	58	3	18	● rot
Quiche Lorraine	300	38,3	6,6	78,4	● rot
Schinken u. Ananas mit dickem Teig	170	59	5	15	● rot
Schinken und Pilze mit dünnem Teig	150	52	3	14	● rot
Spinat und Ricotta mit dünnem Teig	150	42	3	11	● gelb
Viererlei Käse mit dünnem Teig	150	50	4	16	● rot
Zwiebelkuchen	250	31,9	5,5	65,4	● rot

Salate und Salatsaucen

Fertig zubereitete Salate, z.B. mit Thunfisch oder Ei, können Sie gelegentlich zu sich nehmen. Aber die besten Salatvarianten sind jene aus frischen Blattsalaten, knackigem Gemüse und einem klassischen Dressing aus Salz, Pfeffer, Essig und Öl.

Produktbezeichnung	Portion (Gramm)	KH (Gramm)	Zucker (Gramm)	Fett (Gramm)	Empfehlung
Blattsalat, Essig und Öl	100	6	0,5	4,5	● grün
Bohnensalat, gemischt	75	10	2	7	● grün
Cäsar's Salat mit Dressing	100	7	3	10	● grün
Cäsar's Salat m. gegrillt. Hühnerbrust	150	9	2	15	● grün
Eiersalat mit Mayonnaise	100	1	1	20	● orange
Feldsalat, Essig und Öl	40	1	0,6	2	● grün
French Dressing, fettarm, 1 EL	15	1,5	1,5	Spuren	● orange
French Dressing, normal, 1 EL	15	1	1	7	● rot
Griech. Salat m. Oliven u. Schafskäse	150	3	1	19	● gelb
Gurkensalat mit Essig u. Öl	50	Spuren	Spuren	5	● grün
Kartoffelsalat, Tasse	100	11	1	26	● rot
Krautsalat, fettarm	50	3	3	2	● gelb

Produktbezeichnung	Portion (Gramm)	KH (Gramm)	Zucker (Gramm)	Fett (Gramm)	Empfehlung
Krautsalat, gesüßt	50	2	2	13	○●○○
Mayonnaise, kalorienreduziert, 1 EL	15	2	1	4	○○●○
Mayonnaise, light, 1 EL	15	2	1	3	○○●○
Mayonnaise, normal, 1 EL	15	0,5	Spuren	11	○○●○
Nizzasalat mit Thunfisch	150	9	6	13	○○○●
Nudelsalat mit gegr. Gemüse	150	29	2	10	○○●○
Nudelsalat mit Krabben	150	20	2	10	○○●○
Salatcreme, light, 1 EL	15	1	1	3	○○●○
Salatcreme, normal, 1 EL	15	2,5	2,5	5	○●○○
Taboulé	100	17	2	5	○○○●
Thousand Island, fettfrei, 1 EL	15	2	2	Spuren	○○●○
Thousand Island, normal, 1 EL	15	2	2	5	○●○○
Tomaten mit Avocado	150	3	2	18	○○○●
Tomaten mit Mozzarella	100	2	2	18	○○○●
Vinagrette mit Balsamico-Essig	15	1	1	7	○○○●
Waldorfsalat	100	8	1	17	●○○○

Saucen

Fertige Saucen enthalten oft sehr viel Fett und Salz und manche sind dann auch noch mit Zucker, Honig oder Sirup angereichert. Lesen Sie also aufmerksam die Zutatenliste, bevor Sie zugreifen.

Wenn Sie Fleisch oder Geflügel auf den Tisch bringen, bereiten Sie selbst eine Sauce aus dem Bratensaft zu, den Sie zuvor entfetten. Den Geschmack verbessern Sie mit etwas Zitronen- oder Limettensaft, einem Hauch Senf oder etwas Chilisauce.

Produktbezeichnung	Portion (Gramm)	KH (Gramm)	Zucker (Gramm)	Fett (Gramm)	Empfehlung
Austernsauce, 1 EL	15	3	2	0	○○●○
Barbecue-Sauce, 4 EL	60	14	14	Spuren	●○○○
Bechamels., dick, a. teilentrah. Milch	60	9	4	6	●○○○
Bechamels., dünn, a. Magermilch	60	5	2	3	○○●○

Saucen

Produktbezeichnung	Portion (Gramm)	KH (Gramm)	Zucker (Gramm)	Fett (Gramm)	Empfehlung
Bechamels., dünn, a. teilentrah. Milch	60	5	2	4	○ ● ○ ○
Bechamelsauce, dick, aus Vollmilch	60	9	4	8	● ○ ○ ○
Bratensauce, Instant, 4 EL	60	2	Spuren	1,5	○ ● ○ ○
Bratensauce mit Mehl angedickt	60	5	1	6	○ ● ○ ○
Champignon-Weißwein-Rahmsauce	60	3	4,2	0,2	● ○ ○ ○
Chilisauce, gesüßt, 1 EL	15	6	5	Spuren	● ○ ○ ○
Cumberland-Sauce, 1 EL	15	10	9	Spuren	● ○ ○ ○
Curry-Grillsauce, 4 EL	60	18	12,6	0,6	○ ● ○ ○
Curryketschup, 4 EL	60	15	0,9	0,3	○ ● ○ ○
Currysauce, indisch, 4 EL	60	3,3	0,2	2,5	○ ○ ● ○
Essig, 1 EL	15	Spuren	Spuren	0	○ ○ ○ ●
Gemüsebrühe, gekörnt, 4 EL	60	4	Spuren	4	○ ○ ● ○
Gemüsebrühe, 1 Wü.	10	1	Spuren	2	○ ○ ● ○
Gravlax-Sauce, 1 EL	15	4	4	2	● ○ ○ ○
Grillsauce Mexiko, 4 EL	60	4,8	0,6	0,9	○ ○ ○ ●
Grüne Sauce, 4 EL	60	1,9	0,4	14,7	○ ○ ● ○
Hefewürze, 1 TL	5	Spuren	Spuren	Spuren	○ ○ ○ ●
Hoisin-Sauce, 4 EL	60	28	28	Spuren	● ○ ○ ○
Hühnerbrühe, frisch, 4 EL	60	1	Spuren	1,5	○ ○ ○ ●
Hühnerbrühe, Würfel, 1 Wü.	10	1	Spuren	1,5	○ ○ ● ○
Jägersauce, 4 EL	60	4	0,5	3	○ ● ○ ○
Johannisbeergelee, 1 EL	15	10	9	0	● ○ ○ ○
Käsefondue, selbst gemacht, 4 EL	60	12	6	20	● ○ ○ ○
Käsesauce, 4 EL	60	5	2	9	○ ● ○ ○
Kräutersauce mit Milch, 4 EL	60	5	2	4	● ○ ○ ○
Limettensaft, 1 EL	15	Spuren	Spuren	Spuren	○ ○ ○ ●
Madeirasauce, 4 EL	60	4	0,1	2	○ ○ ○ ●
Meerrettich, 1 EL	15	4,5	3	1,5	○ ○ ○ ●
Meerrettich mit Sahne, 1 EL	15	4,5	3	3	○ ○ ● ○
Minzsauce, 1 TL	5	1,5	1,5	Spuren	○ ○ ○ ●
Pfeffersauce, z.B. Tabasco, 1 TL	5	Spuren	Spuren	Spuren	○ ○ ○ ●
Pilzsauce, dunkel, 4 EL	60	3,6	0,2	1,9	○ ○ ● ○
Remoulade, 1 EL	15	3	2,5	4	● ○ ○ ○

Produktbezeichnung	Portion (Gramm)	KH (Gramm)	Zucker (Gramm)	Fett (Gramm)	Empfehlung
Rindfleischbrühe, frisch, 4 EL	60	1	Spuren	1	○ ○ ○ ●
Rindfleischbrühe, 1 Wü.	10	1	Spuren	1	○ ○ ● ○
Rotweinsauce, 4 EL	60	6	4	Spuren	○ ● ○ ○
Sahnesauce hell, 4 EL	60	3,5	2,3	3	● ○ ○ ○
Salsa, Glas, 4 EL	60	4	3	1	○ ○ ○ ●
Salsa, selbst gemacht, 2 EL	30	2	2	0,5	○ ○ ○ ●
Saté-Sauce aus Erdnüssen, 2 EL	30	6	4	6	○ ○ ○ ●
Sauce Béarnaise, 4 EL	60	7	5	20	● ○ ○ ○
Sauce Bolognese	150	3,5	3,5	17,6	● ○ ○ ○
Sauce Carbonara	150	5	0,5	18	● ○ ○ ○
Sauce Hollandaise, 4 EL	60	5	1	18	● ○ ○ ○
Schaschliksauce, 4 EL	60	6	0,9	1,2	○ ● ○ ○
Senf, 1 TL	5	0,5	0,5	0,5	○ ○ ○ ●
Sojasauce, 1 EL	15	1,5	1,5	Spuren	○ ○ ● ○
Süßsaure Sauce, 4 EL	60	6	0,8	0,4	● ○ ○ ○
Teriyaki-Sauce, 4 EL	60	12	12	Spuren	○ ● ○ ○
Tikka Masala	150	15	12	12	● ○ ○ ○
Tomaten, passiert	150	6,7	5,8	Spuren	○ ○ ○ ●
Tomatenketschup, gesüßt, 1 EL	15	4	4	Spuren	● ○ ○ ○
Tomatensauce, frisch, selbst gemacht	150	4,2	3,34	2,1	○ ○ ● ○
Tomatensauce, Glas	150	7,5	5,8	4,2	○ ○ ● ○
Worcestershire Sauce, 1 TL	5	1	1	Spuren	○ ○ ○ ●
Zigeuner-Grillsauce, 4 EL	60	6	0,6	0,6	○ ● ○ ○
Zitronensaft, 1 EL	15	Spuren	Spuren	Spuren	○ ○ ○ ●
Zwiebelsauce, 4 EL	60	3	0,3	3	○ ● ○ ○

Suppen

Eine Suppe als Vorspeise beruhigt nicht nur den Geist, sie befriedigt auch den Appetit. Forschungsergebnisse zeigen, dass Menschen, die eine Tomatensuppe als Vorspeise zu sich nehmen, im Lauf der weiteren Mahlzeit weniger essen. Gut sind auch Gemüsesuppen wie z.B. Bohnensuppe, Gazpacho oder Linsensuppe: Sie alle sind voll mit günstigen Kohlenhydraten und Ballaststoffen.

Suppen

Vermeiden Sie Cremesuppen in Restaurants, denn sie sind normalerweise allzu reich an gesättigten Fettsäuren, weil sie mit Sahne oder Vollmilch zubereitet werden. Zu Hause können Sie Cremesuppen auch mit Wasser zubereiten. Wenn Sie eine französische Zwiebelsuppe bestellen, verzichten Sie auf das Brot und den Käse.

Produktbezeichnung	Portion (Gramm)	KH (Gramm)	Zucker (Gramm)	Fett (Gramm)	Empfehlung
Bihunsuppe TK	250	21,6	13,9	2,6	● ○ ○ ○
Blumenkohlsuppe	250	42,8	0,7	43,9	● ○ ○ ○
Bohneneintopf mit Fleisch	250	47	2	19,1	● ○ ○ ○
Borschtsch	250	11,6	9	6,4	○ ● ○ ○
Bouillabaisse	250	18	3,6	8	○ ○ ○ ●
Brotsuppe	250	30,4	1,1	28,1	● ○ ○ ○
Champignoncremesuppe	250	18	3,6	14,4	○ ● ○ ○
Eierflockensuppe	250	2,2	0,3	5,5	○ ○ ● ○
Eintopf mit Gemüse und Wurst	250	36	5	7	○ ● ○ ○
Erbseneintopf mit Würstchen	250	32	1,6	19,1	● ○ ○ ○
Erbsensuppe	250	19,1	6,8	16,9	○ ○ ○ ●
Erbsensuppe mit Speck	250	40,5	1,8	14,6	○ ● ○ ○
Fischsuppe	250	11,3	0,7	42,8	● ○ ○ ○
Flädlesuppe	250	25,7	0,6	1,54	● ○ ○ ○
Frühlingssuppe klar	250	27	3,2	6,4	○ ○ ○ ●
Gazpacho	250	27	12,6	3,6	○ ○ ○ ●
Geflügelbrühe	250	1,4	0,5	15	○ ○ ● ○
Geflügelcremesuppe	250	5,9	0,1	10	○ ● ○ ○
Gemüsecremesuppe	250	18	1,3	8,4	○ ● ○ ○
Gemüseeintopf	250	10,3	3	11,6	○ ○ ○ ●
Gemüsesuppe	250	39,6	18	3,6	○ ○ ○ ●
Graupensuppe klar	250	27	1,3	7,7	○ ● ○ ○
Grießklößchensuppe	250	48,9	0,9	38,6	● ○ ○ ○
Grünkernsuppe	250	14,1	1	42,4	● ○ ○ ○
Grünkohleintopf mit Wurst	250	19,1	2	52	○ ● ○ ○
Gulaschsuppe	250	9	0,5	9	○ ● ○ ○
Gulaschsuppe, Konserve	250	6,5	1	15,8	● ○ ○ ○

Produktbezeichnung	Portion (Gramm)	KH (Gramm)	Zucker (Gramm)	Fett (Gramm)	Empfehlung
Hühnerbrühe mit Reis	250	9,3	1	3,1	○ ● ○ ○
Hühnersuppe mit Maiskörnern	250	18	5,4	18	○ ● ○ ○
Hühnersuppe mit Nudeln	250	12,6	1,8	1,8	○ ● ○ ○
Hummerbrühe	250	16,2	7,2	8	○ ● ○ ○
Irish Stew	250	23,6	1,4	23,8	● ○ ○ ○
Kalbfleischsuppe, Trockenprodukt	50 g	0,8	0,2	4,4	○ ○ ○ ●
Karotten und Koriander	250	27	10,8	10,8	○ ○ ○ ●
Kartoffelsuppe	250	28,1	0,9	6,8	● ○ ○ ○
Kartoffelsuppe mit Wurst	250	17,8	0,9	11,8	○ ● ○ ○
Käsecremesuppe	250	11,3	0,9	39,4	● ○ ○ ○
Kürbissuppe	250	16,7	2,1	24,4	○ ○ ● ○
Lauchcremesuppe	250	25,7	0,7	25,7	○ ● ○ ○
Leberknödelsuppe	250	15,5	0,7	11,5	● ○ ○ ○
Linsensuppe	250	45	7,2	8	○ ○ ○ ●
Linsensuppe mit Speck	250	36	5,4	5,4	○ ○ ○ ●
Milchsuppe	250	49,1	10,4	10,9	○ ● ○ ○
Minestrone	250	27	5,4	3,6	○ ○ ○ ●
Miso-Brühe	250	3,6	1,8	Spuren	○ ○ ○ ●
Möhrensuppe, unpassiert	250	7,9	1,9	13,9	○ ○ ● ○
Ochsenschwanzsuppe, gebunden	250	5,8	2,5	10,3	○ ● ○ ○
Ochsenschwanzsuppe, klar	250	3,8	1,1	9	○ ○ ○ ●
Pichelsteiner Eintopf	250	31	2,9	7,9	○ ● ○ ○
Pilzsuppe	250	11,3	0,4	10,8	○ ○ ● ○
Rindfleisch und Gemüse	250	30,6	5,4	3,6	○ ○ ○ ●
Rindfleischbrühe	250	3,6	1,8	Spuren	○ ○ ○ ●
Selleriesuppe	250	12,8	24,5	10,3	○ ● ○ ○
Serbische Bohnensuppe, Konserve	250	30,4	2,3	12,4	○ ● ○ ○
Spargelcremesuppe	250	27	7,2	19,8	○ ● ○ ○
Tomatencremesuppe	250	27	12,6	14,4	○ ○ ● ○
Tomatensuppe	250	27	12,6	3,6	○ ○ ○ ●
Tomatensuppe, klar	250	1,2	Spuren	3,3	○ ○ ○ ●
Vichyssoise	250	28,8	8	12,6	○ ○ ● ○
Zwiebelsuppe	250	19,8	12,6	3,6	○ ○ ● ○

Süßigkeiten

Die meisten Süßigkeiten bestehen aus Zucker und ungesundem Fett und sollten folgerichtig gemieden werden. Wenn Sie sich aber ein wenig verwöhnen wollen, ist eine kleine Menge einfacher dunkler Schokolade mit einem hohen Kakao-Anteil die beste Wahl. Tauchen Sie einfach ein Stück Obst hinein – und schon haben Sie einen leckeren Snack. Dunkle Schokolade enthält weniger Zucker als andere Sorten.
Inzwischen sind jede Menge zuckerfreie Süßigkeiten mit wenig Kohlenhydraten (auch für Diabetiker) auf dem Markt. Viele greifen auf Sorbit oder Xylit als Süßstoff zurück. Diese Stoffe schmecken süß, gehen aber nicht ins Blut über, sondern verlassen den Verdauungstrakt wieder. Vorsicht: Süßigkeiten mit diesen Süßstoffen können Magenbeschwerden und Durchfall verursachen.

Produktbezeichnung	Portion (Gramm)	KH (Gramm)	Zucker (Gramm)	Fett (Gramm)	Empfehlung
After Eight	8	6	1	1	○●○○
Apfelkrapfen	60	13,1	6,8	4,1	●○○○
Apfelvollkornkeks	20	10,2	0,3	4	○●○○
Baiser	25	21	23	0	●○○○
Baisertorte	120	50	50	18	●○○○
Balisto, verschiedene Sorten	41	25	35	12	●○○○
Banjo	31	16	20	11	●○○○
Berliner Pfannkuchen	60	26	4	8	●○○○
Biskuitrolle	100	58	45	3	●○○○
Bisquit, glutenfrei	20	14	5,2	5	●○○○
Bonbons, normal	5	4	4	0	●○○○
Bonbons, zuckerfrei	5	4	0	0	○○●○
Bounty	57	32	22	15	●○○○
Brause mit Fruchtgeschmack	200	20	1,5	0	●○○○
Butterkeks	25	16	4	5	●○○○
Diabetiker Haferkeks	20	9	1,5	4	○●○○
Diabetikerschokolade	20	14	1,8	2	○●○○
Dominosteine	48	35	12	4	●○○○
Duplo	18	10	8	6	●○○○
Erdnüsse in Schokolade getaucht	30	13	7	10	○●○○

Produktbezeichnung	Portion (Gramm)	KH (Gramm)	Zucker (Gramm)	Fett (Gramm)	Empfehlung
Fruchtgummi	30	24	18	0	●○○○
Gummibärchen	30	23	21	0	●○○○
Gummibonbons	15	11	5	0	●○○○
Halwa	50	44	49	1	●○○○
Hanuta	23	11	8	8	●○○○
Haribo, verschiedene Sorten	25	17–22	10	0–1	●○○○
Hartkaramell, gefüllt	5	5	5	0	●○○○
Ingwer, kandiert	25	16	15	0,1	●○○○
Kandierte Früchte	25	15	16	0	●○○○
Kaugummi, zuckerfrei	3	4	0	0	○○●○
Keks mit Schokolade, glutenfrei	20	13	4	3	●○○○
Knoppers	25	13	8	8	●○○○
Kokosmakronen	30	15	14	8	●○○○
Lakritz	60	46	37	2	●○○○
Lakritze	25	21	15	0,2	●○○○
Löffelbisquit, glutenfrei	20	16	8	1,5	●○○○
Makronen	10	4,7	4,7	2,4	●○○○
Mars	58	40	26	10	●○○○
Mars-Riegel	42	33	28	8	●○○○
Marshmallow	30	12	10	0	●○○○
Marzipan	15	10	10	5	●○○○
Milchschnitte	28	10	5	7	●○○○
Milky Way	25	18	12	4	●○○○
Müslikeks Vollkorn	20	10	2	5	●○○○
Müsliriegel	25	11	7	5	●○○○
Nuts	50	36	34	13	●○○○
Polo-Pfefferminz, zuckerfrei	30	10	0	0	●○○○
Pralinen gefüllt alkoholfrei	12	10,2	10,2	0,7	●○○○
Pralinen gefüllt mit Alkohol	12	8,2	9	0,7	●○○○
Pralinen mit Nüssen	12	8,4	9	1,9	●○○○
Printen	20	12	7,9	4,3	●○○○
Puffreis	50	41,8	1	1,2	●○○○
Puffreis mit Zucker und Honig	50	41,5	1,9	1	●○○○

Süßigkeiten

Produktbezeichnung	Portion (Gramm)	KH (Gramm)	Zucker (Gramm)	Fett (Gramm)	Empfehlung
Rolo	5,2	3	1,5	1	● ○ ○ ○
Rosinen mit Schokolade	30	19	13	6	● ○ ○ ○
Rumkugeln	20	14	13	2	● ○ ○ ○
Sahnekaramellen	5	4	4	0,2	● ○ ○ ○
Schokodrop mit Fruchtfüllung	12	8,5	8,3	0,7	○ ● ○ ○
Schokolade	20	11	10	6,3	● ○ ○ ○
Schokolade Erdnuss	20	16	15	6,4	● ○ ○ ○
Schokolade Jogurt	20	14	15	1,4	● ○ ○ ○
Schokolade Kokosnuss	20	13,9	13,8	2,8	● ○ ○ ○
Schokolade Mandel	20	10	10	6,4	● ○ ○ ○
Schokolade Marzipan	20	9	10	6,5	● ○ ○ ○
Schokolade mit Alkohol	20	14	15	1,2	● ○ ○ ○
Schokolade Mokka	20	10	10	6,3	● ○ ○ ○
Schokolade Nougat	20	10	10	6,1	● ○ ○ ○
Schokolade Nuss	20	15	15	2,5	● ○ ○ ○
Schokolade Trauben-Nuss	30	16	15	9	● ○ ○ ○
Schokolade Trüffel	20	10,7	10,6	6,4	● ○ ○ ○
Schokolade, dunkel, 70 % Kakao	30	8	7	14	○ ● ○ ○
Schokolade, halbbitter	30	19	18	8	● ○ ○ ○
Schokolade, Vollmilch	30	17	17	9	● ○ ○ ○
Schokolade, weiß	20	13	12,5	6	● ○ ○ ○
Schokoladendragees	25	19,2	14,2	1,2	○ ● ○ ○
Snickers	60	32	20	16	● ○ ○ ○
Spekulatius	50	28	4	13	● ○ ○ ○
Spritzgebäck	50	26,8	13	16,3	● ○ ○ ○
Toffees	5	4	4,5	1	● ○ ○ ○
Toffifee	8	5	4,8	3	● ○ ○ ○
Twix	27	17	9	7	● ○ ○ ○
Vanillekipferl	50	23	14	16	● ○ ○ ○
Weinbrandbohne	12	8,2	10	0,7	● ○ ○ ○
Weingummi	30	23	19	0	● ○ ○ ○
Yes	38	20	12	10	● ○ ○ ○
Zartbitterschokolade	20	9	10	7	● ○ ○ ○

Wild und Geflügel

Wenn Sie sich ein Hähnchen gönnen wollen, backen oder grillen Sie es, schmoren oder sautieren Sie es, aber braten Sie es bitte nicht. Am besten beschränken Sie sich auf das Brustfleisch, das wesentlich weniger gesättigte Fettsäuren enthält als die Schenkel und Flügel. Entfernen Sie die Haut vor dem Verzehr. Enten- und Gänsefleisch enthalten mehr gesättigte Fettsäuren als Hühnerfleisch und sollten deshalb nicht allzu oft gegessen werden.

Produktbezeichnung	Portion (Gramm)	KH (Gramm)	Zucker (Gramm)	Fett (Gramm)	Empfehlung
Auerhahn, gegrillt	100	0	0	2	○ ○ ○ ●
Chicken Wings, chinesisch	100	4	3	16	● ○ ○ ○
Chicken Wings, scharf gewürzt	100	4	3	16	○ ● ○ ○
Ente, gegrillt, mit Haut	100	0	0	38	○ ● ○ ○
Ente, gegrillt, ohne Haut	100	0	0	10	○ ● ○ ○
Fasan, gegrillt	100	0	0	3	○ ○ ○ ●
Gans, gegrillt, mit Haut	100	0	0	21	○ ● ○ ○
Gans, gegrillt, ohne Haut	100	0	0	15	○ ● ○ ○
Geflügelleberpastete	50	0,5	Spuren	17	● ○ ○ ○
Hähnchen, frittiert	100	18	1	20	● ○ ○ ○
Hähnchen, gebraten	100	15	1	12	● ○ ○ ○
Hähnchen, gedünstet, mit Haut	100	0	0	5	○ ● ○ ○
Hähnchen, gedünstet, ohne Haut	100	0 3	0		○ ○ ○ ●
Hähnchen, gegrillt, mit Haut	100	0	0	7	○ ● ○ ○
Hähnchen, gegrillt, ohne Haut	100	0	0	4	○ ○ ○ ●
Hähnchen, paniert	100	15	1	11	● ○ ○ ○
Hähnchenbrust, gegrillt, mit Haut	90	0	0	5	○ ● ○ ○
Hähnchenbrust, gegrillt, ohne Haut	75	0	0	2	○ ○ ○ ●
Hähnchenbrust, paniert, mit Haut	90	13	0,5	12	● ○ ○ ○
Hähnchenhackfleisch	100	0	0	3	○ ○ ○ ●
Hähnchenleber, gebraten	100	Spuren	Spuren	9	● ○ ○ ○
Hähnchenschenkel chinesisch	100	4	4	10	● ○ ○ ○
Hähnchenschenkel, paniert, m. Haut	75	10	0,5	7	● ○ ○ ○
Hähnchenschenkel, gegrillt, m. Haut	100	0	0	9	○ ● ○ ○
Hähnchenschenkel, gegrillt, o. Haut	75	0	0	3	○ ○ ● ○

Wild und Geflügel

Produktbezeichnung	Portion (Gramm)	KH (Gramm)	Zucker (Gramm)	Fett (Gramm)	Empfehlung
Hase, gegrillt	100	0	0	5	⚪ ⚪ ⚪ 🟢
Hase, geschmort	100	0	0	3	⚪ ⚪ ⚪ 🟢
Hasenragout	100	2,6	0,7	1,7	⚪ ⚪ ⚪ 🟢
Hirschkeule, gegart	150	0	0,1	6	⚪ ⚪ ⚪ 🟢
Hühnerfrikassee	250	4,5	0,9	26,3	⚪ 🟠 ⚪ ⚪
Känguruh	100	1	1	2	⚪ ⚪ ⚪ 🟢
Kaninchen, gegart, mit Fett	150	0	0,1	13,4	⚪ 🟠 ⚪ ⚪
Kaninchen, gegrillt	100	0	0	5	⚪ ⚪ ⚪ 🟢
Kaninchen, geschmort	100	0	0	3	⚪ ⚪ ⚪ 🟢
Paprikahuhn mit Sauce	250	3	0,0,5	28	⚪ 🟠 ⚪ ⚪
Perlhuhn, gegrillt, mit Haut	100	0	0	12	⚪ 🟠 ⚪ ⚪
Perlhuhn, gegrillt, ohne Haut	100	0	0	8	⚪ ⚪ ⚪ 🟢
Poularde	150	0	0	27,6	⚪ ⚪ 🟡 ⚪
Pute, dunkles Fleisch, mit Haut	100	0	0	5	⚪ 🟠 ⚪ ⚪
Pute, dunkles Fleisch, ohne Haut	100	0	0	3	⚪ ⚪ 🟡 ⚪
Pute, helles Fleisch, mit Haut	100	0	0	2	⚪ 🟠 ⚪ ⚪
Pute, helles Fleisch, ohne Haut	100	0	0	1	⚪ ⚪ ⚪ 🟢
Putenbrust als Hackfleisch	100	0	0	1	⚪ ⚪ ⚪ 🟢
Putenbrust, gegrillt, mit Haut	100	0	0	2	⚪ 🟠 ⚪ ⚪
Putenbrust, gegrillt, ohne Haut	100	0	0	1	⚪ ⚪ ⚪ 🟢
Putenschenkel, gegrillt, mit Haut	230	0	0	10	⚪ 🟠 ⚪ ⚪
Putenschenkel, gegrillt, ohne Haut	230	0	0	4	⚪ ⚪ 🟡 ⚪
Ragout fin	180	4	0,1	16	⚪ ⚪ 🟡 ⚪
Ragout fin, Konserve	150	3	0,1	11	⚪ ⚪ 🟡 ⚪
Rebhuhn, gegrillt	100	0	0	4	⚪ ⚪ ⚪ 🟢
Rehfilet, Medaillons, gegart	100	46	037	24	⚪ ⚪ 🟡 ⚪
Rehkeule, gegart	150	0	0,1	6,3	⚪ ⚪ ⚪ 🟢
Strauß	100	0	0	3	⚪ ⚪ ⚪ 🟢
Tandoori Chicken mit Haut	100	2	1	5	⚪ 🟠 ⚪ ⚪
Taube, gegrillt	100	0	0	8	⚪ ⚪ ⚪ 🟢
Taubenbrust ohne Haut	100	0	0	4	⚪ ⚪ ⚪ 🟢
Wachtel	100	0	0	5	⚪ ⚪ ⚪ 🟢
Wildkaninchen, gegart im Dampf	150	0	0	4,1	⚪ ⚪ ⚪ 🟢

Zucker, Marmeladen und Süßstoffe

Natürliche Zucker finden sich in Milchprodukten (Laktose) und Früchten (Fruktose). Raffinierte Zucker sind in Honig, Ahornsirup und Tafelzucker enthalten. Die meisten Zucker haben einen niedrigen oder mittleren Glyx. Tafelzucker hat einen mittleren Glyx und kann als gelegentlicher Genuss oder als Zutat beim Backen durchaus verwendet werden.
Allerdings ist Zucker auch der wichtigste Zusatzstoff in unseren Nahrungsmitteln. Durchschnittlich essen wir etwa 32 Teelöffel zugesetzten Zucker am Tag. Selbst in Produkten, die mit Süßstoffen arbeiten, kann etwas Glukosesirup zugesetzt sein. Lesen Sie deshalb stets die Zutatenlisten und treffen Sie eine kluge Wahl.

Produktbezeichnung	Portion (Gramm)	KH (Gramm)	Zucker (Gramm)	Fett (Gramm)	Empfehlung
Ahornsirup	115	12	12	0	○●○○
Aspartam (z.B. Canderel), 1 TL	5	0,5	0	0	○○●○
Brauner Zucker	15	14,6	14,5	0	●○○○
Feigenmarmelade	15	10	10	0	●○○○
Fruchtzucker, 2 TL	10	10	10	0	○○○●
Gelee, normal	15	10	10	0	●○○○
Gelee, zuckerfrei	15	5	0	0	○●○○
Gelee, zuckerreduziert	15	5	5	0	●○○○
Honig	15	11	11	0	○●○○
Konfitüre, normal	15	10	10	0	●○○○
Konfitüre, zuckerfrei	15	5	0	0	●○○○
Konfitüre, zuckerreduziert	15	5	5	0	○●○○
Kristallzucker	15	10	10	0	●○○○
Marmelade	25	17,1	16,2	0	●○○○
Marmelade, Beeren m. Fruchtzucker	25	6,8	0,1	0	●○○○
Marmelade mit Süßstoff	25	4,5	0	0,1	●○○○
Marmelade, Steinobst m. Fruchtzuck.	25	7,4	0	0	●○○○
Marmelade, Zitrus m. Fruchtzucker	25	7,3	0,3	0	●○○○
Milchzucker bzw. Laktose, 1 TL	5	5	5	0	●○○○
Orangenmarmelade	15	5–10	5–10	0	●○○○
Süßstoff, 1 TL	5	0,5	0	0	○○●○

Richtig einkaufen

Es gibt nichts Schlimmeres, als hungrig von der Arbeit nach Hause zu kommen und festzustellen, dass der Vorratsschrank leer ist. Sorgen Sie also dafür, dass Sie die folgenden Nahrungsmittel immer im Hause haben. So können Sie jederzeit ein gesundes Essen zubereiten, das den Regeln der South Beach Diät entspricht.

Fleisch, Geflügel und Fisch

Hüftsteak
Für ein schnelles Kebab können Sie das Fleisch mit Pilzen, rotem Paprika und Zwiebeln grob hacken.

Lachsschnitzel
Grillen oder pochieren Sie den feinen Fisch oder lassen Sie ihn mit Kräutern in Alufolie garen.

Krabben
Krabben können Sie mit Gemüse im Wok garen oder einer Tomatensauce mit Knoblauch zusetzen.

Putenbrust und Hähnchenbrust
Entfernen Sie die Haut, dann grillen Sie das Fleisch, bereiten es im Wok zu oder garen es im Ofen.

Gemüse und Hülsenfrüchte

Dosentomaten
Immer welche auf Vorrat halten!

Hülsenfrüchte
Bohnen, Kichererbsen und Linsen aus der Dose sind jederzeit gebrauchsfertig. Getrocknete Linsen und Spalterbsen sind ebenfalls schnell gekocht; sie müssen nicht über Nacht eingeweicht werden.

Tiefkühlgemüse
Sie sollten immer etwas Brokkoli, Blumenkohlröschen, Spargel, grüne Bohnen und Spinat in ihrem Tiefkühlschrank haben, denn gerade diese Gemüsesorten eignen sich besonders gut fürs Garen im Wok oder in der Mikrowelle, lassen sich Eintöpfen zusetzen oder bereichern ein Ratatouille.

Geschmacksverstärker

Balsamessig
Er belebt Salatsaucen, gibt Schmorgerichten reichen Geschmack und lässt sich wunderbar mit Olivenöl zu Marinaden verbinden.

Knoblauch
Keine gut sortierte Küche ist komplett ohne Knoblauch, der aus der mediterranen Küche gar nicht wegzudenken ist.

Olivenöl und Rapsöl

Für die besten Salatsaucen, leichte Schmorgerichte, als Dips zu Brot oder Rohkost oder als Dressing für gedünstetes Gemüse nehmen Sie das beste Olivenöl, das Sie finden können. Rapsöl ist besonders gut für das schnelle Sautieren im Wok geeignet.

Sesamöl und helle Sojasauce

Diese beiden Zutaten geben gedämpftem Gemüse, kurz Gebratenem aus dem Wok und Marinaden einen asiatischen Touch. Verwenden Sie eine Sojasauce mit reduziertem Salzgehalt. Bewahren Sie beide Zutaten im Kühlschrank auf, um das Aroma zu bewahren.

Salsa

Verwenden Sie frische oder konservierte Salsa statt Ketschup, auch als Beilage zu Grillfleisch, Geflügel und Fisch.

Zwiebeln

Sie sollten immer ein paar Zwiebeln im Gemüseregal liegen haben: rote, gelbe und weiße Zwiebeln, Schalotten und Frühlingszwiebeln.

Molkereiprodukte

Fettreduzierter Käse

Inzwischen gibt es eine große Vielfalt von leichten, fettarmen Käsesorten. Experimentieren Sie mit verschiedenen Marken, um herauszufinden, welche Ihnen am besten schmecken.

Fettfreier Naturjogurt

Verwenden Sie diesen für sahnige Saucen oder Dips. Wenn Sie ihn andicken wollen, geben Sie ihn in einen Kaffeefilter und stellen Sie ihn für mehrere Stunden kalt, bevor Sie ihre Lieblingskräuter zugeben.

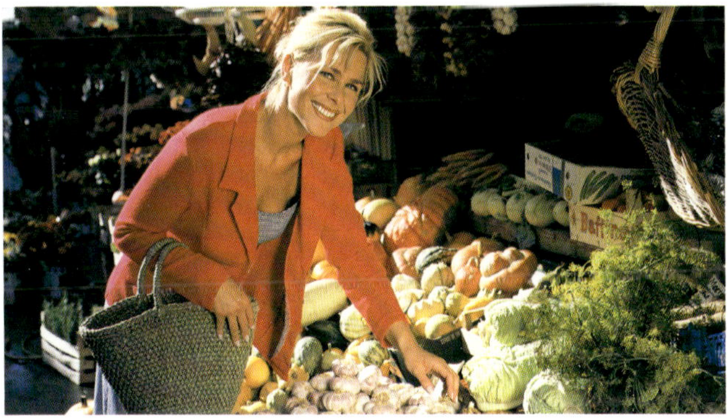

Mit Gutem aus der Natur sorgen Sie für eine abwechslungsreiche Diät.

Verändern Sie Ihre eigenen Menüs

Es ist relativ leicht, einem festen Diätplan direkt aus dem Buch zu folgen. Ganz etwas anderes ist es, eigene gesunde Mahlzeiten zusammenzustellen. Aber es ist auch wieder nicht so schwierig, wie es auf den ersten Blick scheinen mag. Kombinieren Sie einfach eine Portion mageres Eiweiß (Fleisch oder Fisch) mit einer Portion ballaststoffreichem frischen Gemüse (also nicht gerade die Sorten mit hohem Glyx wie Mais oder Kartoffeln). Geben Sie zu guter Letzt einen Schuss gesundes Öl dazu und schon haben Sie eine köstliche Mahlzeit, die Ihre Verdauung verlangsamt und Sie für Stunden satt und zufrieden macht.

Die folgenden Austauschvorschläge sollen Ihnen helfen, sich eigene verführerische Kombinationen auszudenken.

Wechseln Sie von …	… zu
Frühstück	
• Cornflakes mit Vollmilch und Zucker	• Cerealien mit hohem Ballaststoffanteil mit Magermilch und frischen Früchten
• Croissant und Milchkaffee	• Eine Scheibe Vollkorntoast mit ungesüßter Erdnussbutter, Kaffee mit Magermilch
• Gebratene Eier, Pilze, Bratkartoffel, Speck oder Wurst und Orangensaft	• Omelette mit Gemüse, magerer Schinken, eine Orange, Magermilch
Mittagessen	
• Cheeseburger und Pommes frites	• Gegrillte Hähnchenbrust als Sandwich auf einem Mehrkornbrötchen
• Salat mit fettfreiem Dressing und Lasagne	• Salat mit Olivenöl und Essig, Vollkornnudeln mit Krabben und Gemüse
• Wrap mit gebratenem Gemüse	• Salat aus Avocados und Bohnen, in Blattsalat eingewickelt

Wechseln Sie von …	… zu
Abendessen	
• Brathähnchen, geschälter Reis und Mais	• Im Ofen gegarte Hähnchenbrust, gedämpfter Spargel und gemischter Salat mit einem Dressing aus Olivenöl und Essig
• Frikadelle mit Kartoffelbrei	• Gegrilltes Hüftsteak, Süßkartoffeln und im Ofen gebackenes frisches Gemüse
• Pizza mit Käse und Peperoni, gemischter Salat mit fettfreiem Dressing	• Tomatensuppe, Roastbeef-Sandwich und gemischter Salat mit einem Dressing aus Olivenöl und Essig

Restaurantführer

Sie müssen Ihrem Lieblingsrestaurant nicht untreu werden, nur weil Sie die South Beach Diät machen. Unsere Diät ist denkbar flexibel, sodass Sie verschiedene gesunde Wahlmöglichkeiten finden werden, die es Ihnen erlauben, das Essen im Restaurant zu genießen und trotzdem weiterhin abzunehmen oder Ihr Wunschgewicht zu halten. Die folgenden Ratschläge werden Ihnen helfen, die richtige Wahl von der Speisekarte zu treffen.
Egal in welcher Phase der Diät Sie sich gerade befinden, lassen Sie sich grundsätzlich von den Regeln der South Beach Diät leiten.

Chinesische Restaurants

Beginnen Sie Ihr Essen mit einer sauer-scharfen Suppe oder einer klaren Brühe aus Krabben oder Huhn. Als Hauptgang könnten Sie gedünsteten Fisch mit Ingwer und Frühlingszwiebeln oder eine Kombination aus gedünstetem Gemüse und kleinen Mengen Fleisch, Geflügel oder Fisch wählen. Im Prinzip sollten Wokgerichte gesund sein, sind es aber oft nicht – bitten Sie darum, dass möglichst wenig Fett verwendet wird.
Halten Sie sich fern von den folgenden Dingen: Reis (es handelt sich

immer um geschälten Reis, und der besitzt einen allzu hohen Glyx), tiefgefrorenen Bratnudeln, Frühlingsrollen, gebratenen Klößchen, Spareribs, Chow Mein, Pekingente und allen Gerichten, die auf der Speisekarte als »knusprig« oder »süßsauer« bezeichnet werden. Bitten Sie darum, Ihr Essen ohne Glutamat zuzubereiten (Geschmacksverstärker), denn dieses Würzmittel, das in Chinarestaurants sehr häufig verwendet wird, hat einen sehr hohen Glyx. Fragen Sie die Bedienung, welche Saucen ohne Maismehl zubereitet werden.

Griechische Restaurants

Die klassische mediterrane Küche verwendet gesundes Olivenöl, frisches Gemüse, Fisch und Fleisch. Deshalb gibt es gerade hier eine große Auswahl von guten Gerichten für Sie, wenn Sie die South Beach Diät machen. Essen Sie sich satt an Griechischem Salat (Blattsalate, Tomaten, Gurken, Oliven und Schafskäse), an Fisch, Fleisch (Souvlaki) und Gemüse, das auf dem Holzkohlegrill zubereitet und mit aromatischen Kräutern und frischem Zitronensaft gewürzt wird. Probieren Sie daneben aber auch einmal Stifado, ein herzhaftes Schmorgericht mit Rotwein, Olivenöl, Zwiebeln und Tomaten.
Meiden sollten Sie folgende Dinge: gefüllte Weinblätter (Dolmades), Calamari und Moussaka.

Indische Restaurants

Indisches Essen basiert auf günstigen Kohlenhydraten, vor allem Hülsenfrüchten wie Kichererbsen und Linsen und Gemüse (beispielsweise Spinat und Auberginen). Der Nachteil ist die Fülle an stärkehaltigen Beilagen (verschiedene Brotsorten, Kartoffeln, Reis, Pappadam) und ungünstigen Fetten. Viele Vorspeisen und Appetithappen sind tiefgekühlt und sowohl Gemüse als auch Fleisch werden in der Regel in indischem Butterschmalz (Ghee) gebraten. Trotzdem: Die meisten indischen Restaurants halten einige gute Gerichte für Sie bereit, auch wenn Sie die South Beach Diät machen. Versuchen Sie beispielsweise Mulligatawny Suppe, Dal (Linsengericht, nehmen Sie es ohne Sahne), Chana (Kichererbsen-Curry), Gemüsesalate, Raitas und Dhansak (eine Kombination aus Gemüse und Linsen mit Kräutern und Gewürzen). Gut sind auch Tandoori-Gerichte (kräftig gewürztes Fleisch, Geflügel oder Fisch aus dem Lehmofen).

Halten Sie sich hingegen fern von Samosas (tiefgefrorene Pastetchen mit einer Füllung aus Gemüse oder Fleisch), Puri und Gerichten mit dem Namen Biryani, Malai oder Korma (sie sind in der Regel allesamt mit sehr viel Öl und oft auch mit Sahne zubereitet).

Italienische Restaurants

Keine Pasta bestellen? In einem italienischen Restaurant? Das ist in der Tat einfacher als Sie denken, denn es gibt normalerweise einige wunderbare Alternativen.

Versuchen Sie einen der guten Salate, die mit Essig und Öl angemacht werden, genießen Sie gegrillte Paprikaschoten, gedämpfte Muscheln in Weißweinsud, klare Suppen, Fleisch, Geflügel oder Fisch vom Grill, geschmorte Schnitzelchen mit Pilzen und Knoblauch, Spinat oder Brokkoli mit Knoblauch und Olivenöl.

Wenn Sie eine Pizza bestellen, sorgen sie dafür, dass Sie eine mit dünnem, knusprigem Boden bekommen, verzichten Sie auf einen Großteil des Käses und lassen Sie sie mit Gemüse voll packen statt mit Wurst und Peperoni.

Und wenn es unbedingt Nudeln sein müssen, suchen Sie doch einmal nach Vollkornnudeln (Pasta integrale). Bestellen Sie sie als Beilage mit Olivenöl und Knoblauch oder mit einer Tomatensauce sowie günstigem Eiweiß (Muscheln oder Krabben) oder Gemüse.

Lassen Sie die Finger von Brot und Knoblauchbrot, Vorspeisen mit Käse und/oder Salami, allen Gerichten mit einer Sahne- oder Käsesauce und allen Gerichten, die den Zusatz »Parmigiana« im Namen tragen. Sie sind paniert, in Fett gebraten und enthalten jede Menge Mozzarella und Parmesan.

Kettenrestaurants, Schnellrestaurants und Bars

Gemüse, Hühnchen oder Thunfisch vom Holzkohlegrill sind auf jeden Fall eine gute Wahl. Ein Salat aus Spinat und Avocado mit einer kleinen Menge Schinken oder Hühnchenbrust ergibt eine gute Vorspeise oder ein feines Hauptgericht.

Das Salatbuffet hält alle Zutaten für eine gesunde Mahlzeit bereit: frischen Blattsalat und Spinat, Kichererbsen und Bohnen, knackiges frisches Gemüse, Putenfleisch oder Schinken und natürlich Olivenöl und Balsamessig.

Die köstlichen gebratenen Champignons sind leider in der Regel eher in Butter und anderem ungesunden Fett gebraten als in Olivenöl. Meiden Sie außerdem tiefgekühlte Vorspeisen ebenso wie Gerichte, die viel Käse und Sauerrahm enthalten (beispielsweise Nachos oder Kartoffelecken). Auch eher ungeeignet sind gefüllte Croissants, Krautsalat mit Sahnesauce sowie Nudel- oder Kartoffelsalate.

Steakhäuser

In einem Restaurant, das sich auf Steaks und Gemüse spezialisiert hat, sollten Sie jederzeit ein gutes Essen finden.
Probieren Sie magere Stücke vom Rind wie z.B. Hüftsteak oder Filet. Auch ein gut geschnittenes Stück Lammrücken oder Schweinelende sollte Ihnen Freude machen, wenn Sie beim Bestellen darum bitten, dass der Fettrand vor dem Zubereiten entfernt wird. Als Beilage wählen sie gedämpfte oder gegrillte Gemüse oder einen gemischten Salat mit Olivenöl und Balsamessig. Als ersten Gang können Sie gefahrlos auf frische Muscheln, eine klare Suppe oder einen leichten Salat zurückgreifen. Meiden sollten Sie tiefgekühlte Appetithappen, sahnige Suppen, Saucen mit Butter oder Sahne, Krautsalat mit Sahnesauce, Nudel- und Kartoffelsalate, gebackene Kartoffeln, Pommes frites und Röstzwiebeln.

Thai-Restaurants

Wenn Sie sich in einem Thai- oder einem Indonesischen Restaurant niederlassen, steht die Verführung schon bald auf dem Tisch: ein Teller mit Kroepoek, den beliebten Krabbencrackern. Geben Sie der Versuchung nicht nach! Diese Cracker sind industriell gefertigt, tiefgekühlt und bestehen aus nichts anderem als aus Stärke.
Bestellen Sie stattdessen Saté, die kleinen Spieße aus gegrilltem Geflügel, Schweine- oder Rindfleisch oder auch Tofu, die mit einer Erdnuss-Sauce serviert werden.
Gute Ideen für den Hauptgang sind im Allgemeinen gedämpfte Schnitzel oder Fisch mit einer duftend-würzigen Sauce oder Geflügel aus dem Wok mit Basilikum. Die traditionellen Thai-Currys sind oft sehr reich an Kokosmilch und sollten deshalb nur in kleinen Portionen genossen werden.
Meiden Sie auch Reis, Reisnudeln und Eiernudeln und genießen Sie stattdessen Wun-sen, die dünnen Nudeln, die einen sehr niedrigen Glyx besitzen.

Sachregister

A

B

Knaur

Gewusst wi

mit den Ernährung

Der Weltbestseller –
Die South Beach Diät

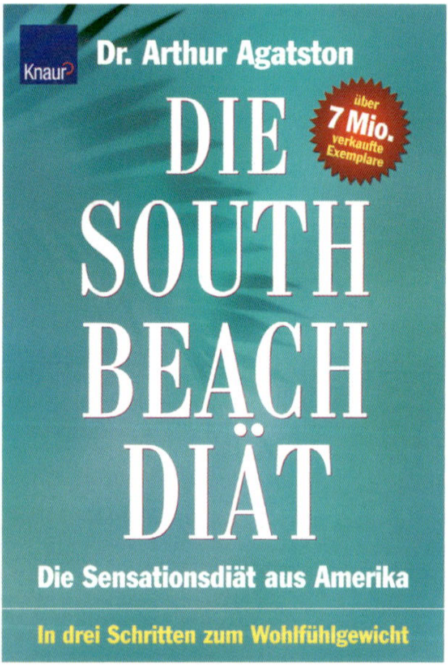

Dr. Arthur Agatston
Die South Beach Diät
ISBN 3-426-66963-3
EUR 16,90 (D);
17,40 (A); sFr 30,10

Impressum

Bibliografische Information:
Die Deutsche Bibliothek verzeichnet diese Publikation in der Deutschen Nationalbibliografie; detaillierte bibliografische Daten sind im Internet über http://dnb.ddb.de abrufbar.

Wichtiger Hinweis

Die im Buch veröffentlichten Ratschläge wurden mit größter Sorgfalt vom Verfasser und Verlag erarbeitet und geprüft. Elne Garantie kann jedoch nicht übernommen weren. Ebenso ist eine Haftung der Verfasser bzw. des Verlages und seiner Beauftragten für Personen-, Sach- oder Vermögensschäden ausgeschlossen.

Quellen

Datengrundlage: Dr. Arthur Agatston; deutsche Lebensmittel: Wissenschaftliches Beratungsbüro Teichmann-Klitzner, Landsberg a. Lech, auf der Basis des Bundeslebensmittelschlüssels (BLS), Herstellerangaben. Die ausgewählten Markenprodukte sind nur Beispiele zum Verständnis der Fett- und Kohlenhydrat-Ampel.

Die amerikanische Originalausgabe erschien unter dem Titel *The South Beach Diet. Good Fats Good Carbs Guide* bei Rodale Press, USA.

Sonderausgabe für Knaur Ratgeber Verlage, Ein Unternehmen der Droemerschen Verlagsanstalt Th. Knaur Nachf. GmbH & Co. KG, München

Projektleitung: Götz Fuchs
Übersetzung: Marie Henriksen
Fachberatung: Wissenschaftliches Beratungsbüro Teichmann-Klitzner, Landsberg; Marie Almon, Diabetesberaterin/Magister, Miami/USA
Redaktion: Stephan Kraft, Götz Fuchs
Umschlag: Johannes Frick
Umschlagmotiv: Photonica, Hamburg/New York
Satz: Lydia Koch
Druck und Bindung: Offizin Andersen Nexö Leipzig GmbH, Spenglerallee 26–30, D-04442 Zwenkau
Printed in Germany

ISBN 3-426-64181-X

5 4 3 2 1

Bitte besuchen Sie uns im Internet: www.knaur.de
Weitere Titel aus den Bereichen Gesundheit, Fitness und Wellness finden Sie im Internet unter www.wohl-fit.de.